KB058188

그 운동, 독이 됩니다

그 운동, 독이 됩니다

다나카 기요지 지음 | 윤지나 옮김

프 롤 로 그

당신이 좋아하는 그 운동,
위험할 수 있다!

건강을 위해 운동을 해야겠다 마음 먹고 나면 일단 헬스클럽부터 등록하고 보는 사람들이 많다. 헬스클럽에 가면 "한 가지 운동만 하지 말고 유산소운동, 근력운동, 스트레칭에 수영까지 골고루 하는 것이 좋다"며 다양한 운동을 권한다. 다양한 운동을 골고루 하면 눈에 띄는 큰 변화는 기대하기 어려워도 지구력과 근력, 유연성을 종합적으로 끌어올릴 수 있다. 전체적으로는 그럭저럭 괜찮은 효과를 볼 수 있다는 이야기다.

이렇게 운동을 꾸준히 하다 보면, 좋아하는 운동이 생기고 기록이나 체형에 대한 욕심이 생기면서 왠지 지금 하는 것만으로는 부족한 듯한 느낌이 들기 시작한다. 조깅 속도가 빨라지면 자신감이 붙기 마련이고, 근력운동으로 근육질 몸매를 갖게 되면 자신이 강해졌다는 우월감을 느끼기도 한다. 이 정도 되면 '나는 조깅이 좋아', '난 근력운동이 좋아', '난 수영이 좋아' 하고 애착이 가는 종목이 생긴다.

그런데 이렇게 운동하는 습관을 들인 사람들이 마음에

맞는 운동을 찾게 되면 지나치게 철저히 연습하는 경향이 있다. 아마도 꾸준히 하는 습관이란 게 '좋아하는 마음'이 없으면 만들어지기 어렵기 때문일 것이다. 좋은 일이지만, 문제는 도를 지나치는 경우가 생긴다는 것. 그리고 몸이 상할 정도로 도를 지나치는 경우가 우리가 생각하는 것보다 훨씬 많다는 것이다.

일상에서도 빈번히 발생하는 무리한 운동으로 인한 부상

일주일에 한두 번 헬스클럽에 가서 여러 운동을 골고루 한다면 부상에 대한 걱정은 접어두어도 좋다. 그러나 사람이란 게 조깅 속도가 빨라지거나 근육이 생기기 시작하면 자신에게 생긴 변화에 고무돼 더 좋은 결과를 내기 위해 더 열심히 하게 된다. 그럼 한동안은 운동에 속도가 붙는 정도의 상태가 유지되지만 결국 무리해 부상을 당하는 것으로 이어지는 경우가 상당히 많다.

스포츠의학과 건강과학 전문가로 활동하고 있는 나도

그런 경험이 있다. 초등학교 때부터 운동을 매우 좋아해서 야구, 육상경기, 탁구, 뜀틀, 매트운동, 스키, 스케이트 등 다양한 운동을 해왔고, 고등학교 때는 하루에 두 개의 역전마라톤대회에 참가한 적도 있다. 13시에 시작하는 대회에서는 첫 번째 주자로 뛰고, 14시에 시작하는 대회에서는 마지막 주자로 뛰었다. 두 대회장 사이는 차로 이동해 양쪽 모두 참가하는 열의를 보였는데, 사실 당시 내가 소속된 곳은 육상부가 아니라 야구부였다. 볼링도 좋아해서 시 주최의 고등부 대회에 나가 우승한 적도 있다. 젊었던 시절이라 그 정도는 문제도 아니었다.

그로부터 50년이 지난 지금도 여전히 동시에 둘 이상의 운동을 하는 욕심을 부리곤 한다. 얼마 전에도 낮에는 카트를 이용하지 않고 2만 보나 걸으면서 골프를 치고, 밤에는 취미인 볼링을 네 게임 친 다음 야구 배팅장으로 갔다. 무리하고 있다고는 생각하지 못했는데 배팅장에서 사고가 터졌다. 헛스윙에 왼쪽 손목을 다친 것이다. 며칠 후 볼링을 치러 가서는 왼쪽 손목의 통증 때문에 오랜만에 오른손으로 볼을 던졌는데, 하반신에 무리가 갔는지 오른쪽 장딴지(비장근)가 파열됐다. 역시 운동은 무리하면 안 된다는 것을 다시금 깨달

았다.

벌써 40여 년을 스포츠의학과 건강과학 연구에 매진하고서도 나이가 들어서 젊을 때처럼 운동하면 다칠 수 있다는 명료한 사실을 몸소 체험하고서야 실감한 것이다. 많은 사람들이 그렇다. 게을러서, 혹은 시간이 없어서 운동을 하지 못하는 것이 문제지 본인이 좋아서 한다면야 많이 할수록 더 좋은 거 아니겠냐고 쉽게 넘겨버린다. 하지만 의학과 스포츠를 함께 연구한 나는 지나치거나 잘못된 운동이 유발시키는 불상사를 너무도 많이 목격했다. 이 책에서는 운동을 할 때 무리하지 않고 부상당하지 않으려면 어떤 점에 주의해야 하는지 인기가 많은 종목들을 중심으로 정리했다.

하루 만萬 보는 건강의 보증수표? 모두에게 맞는 운동 가이드란 없다

지나치게 철저하게 연습하거나 여러 운동을 동시에 하는 것처럼 무리해서 하지 않고 상식선에서 적절한 운동을 하는 사람들도 많다. 하지만 '이렇게 하면 좋다'고 알려진 운동

상식 중에는 '잘못된 정보'나 '큰 착각'인 경우뿐 아니라 '오히려 부상의 발생을 높이는 내용'이 적지 않다. 여러분의 예상보다 많은 사람들이 잘못된 방법으로 운동을 하고 있다. 이런 일이 벌어지는 이유는 병원의 진료나 치료 가이드라인(사물을 판단하거나 평가하기 위한 기준이 되는 것)은 있어도 정확한 운동 가이드라인은 없기 때문이다.

운동 전문가인 트레이너들 중에 마라톤, 체조, 근력운동, 테니스, 골프 등 모든 종목을 다 잘하는 사람은 거의 없다. 많아야 두세 종목을 잘하는 경우가 대부분인데, 해당 종목에 대한 개인적 경험이나 노하우가 많다 보니 검증 절차를 거치지 않고 자신의 경험이나 일부 사람들의 피드백을 바탕으로 지도하는 일이 많다. 또, 건강 유지나 질병의 예방 및 개선을 위해 운동을 권하는 의사들의 대부분은 운동 전문가가 아니라 의료 전문가이다. 상황이 이렇다 보니 건강 유지를 위해 어떤 운동을 하면 좋을지, 구체적으로 어떤 점에 유의해야 할지 등에 대한 정확한 정보를 일반인들은 알기 어려운 것이 현실이다.

TV나 잡지 같은 매체들은 늘 새로운 정보에 목말라 있다. 새로운 정보가 등장하면 단지 그 새롭다는 이유만으로 주목한다. 그러나 이러한 정보의 상당수는 특정 집단이나 특정 연령층, 혹은 그 시대에 맞는 결과에 지나지 않는다. 현재뿐 아니라 앞으로 나이 들어갈 미래의 우리에게도 확실하게 적용되리라는 보장은 없다. 물론 '적당한 운동', '균형 잡힌 식사', '질 좋은 수면' 등 시대가 바뀌어도 변함없이 건강에 좋은 내용들도 있다. 이처럼 세대가 바뀌고 환경이 변화해도 신뢰할 수 있는 것들도 있지만 새로 등장한 독특한 정보들 중에는 의심쩍은 것이 적지 않다.

상식은 변화한다. 운동 상식도 마찬가지다. 매년 새로운 연구가 발표되고 상황은 달라지며, 과거에 주목 받던 것 중에는 실은 잘못된 정보로 밝혀지는 것들도 많다. 그런데도 새 정보는 눈에 잘 띄고 일반인들도 관심을 갖다 보니 주목받는 경향이 있다. 그렇게 몇 년이 흐르면 실은 잘못된 정보였거나 특정 연령에만 해당되는 내용이 마치 모두에게 해당되는 상식이 돼 버리는 것이다.

많이 알려진 것들 중에서 '걷기는 하루 만 보 이상', '내장지방 면적은 100㎠ 미만'처럼 숫자가 딱 떨어지는 정보들이야 말로, 정말로 타당한 것인지 의심해보아야 한다. 이들은 알기 쉽고 객관적인 느낌을 주기 때문에 쉽게 받아들여진다. 물론 평균적이고 이해가 쉽다는 측면은 있다. 하지만 절반 정도의 사람들에게는 해당된다는 말은 결국 나머지 절반의 사람들에게는 맞지 않는다는 이야기다.

40년 스포츠의학 연구의 결과를 한 권에 담다

나는 오사카 시립대학교에서 6년, 쓰쿠바 대학교에서 34년 총 40년 이상 의과대학과 기업, 의료기관 등과 공동으로 체력 측정 및 운동, 식사 지도 등에 관한 연구를 해왔다. 40년 이상 연구를 해오면서 실감한 것은 '운동 지도만으로는 질병의 예방과 개선, 건강 유지가 되지 않는다는 것'이다. 비만인 사람과 혈액의 상태가 나쁜 사람은 식사를 최우선적으로 개선해야 하고 정신적인 측면에서의 케어도 반드시 필요하다. 운동 전문가로 연구를 해오면서 환자들이 안고 있는 건강 문제를 제대로 파악하기 위해서는 운동 이외의 요소를 반드시 고려해야 한다는 점을 깨닫게 됐다. 예를 들어 비만은 운동만으로는 조절이 안 되고 무엇보다 식사가 가장 중요하다.

　　운동 전문가이기 때문에, 운동만으로는 아무것도 해결할 수 없다는 깨달음이 더욱 충격적으로 다가왔다. 하지만 운동 이외의 것으로 시야를 넓힌 덕분에 40년이 넘는 세월 동안 많은 귀중한 경험을 할 수 있었다. 지병이 있는 환자들의 운동 관리도 보다 적극적으로 실시하고 있다. 104세를 맞으신 할머니와는 벌써 10여 년간 골프를 함께 치고 있고, 심근경색이나 다양한 암의 기왕력이 있는 환자들과 테니스나 골프, 볼링을 치러 간다. 모두 지병이 있지만 운동을 즐기면서 건강하게 지내고 있다.

　　운동이란 것이 건강한 사람은 좋아하기만 하면 무난하게 즐길 수 있지만(실은 모든 사람이 안전하게 즐겨야 하지만), 비만인 사람이나 지병이 있는 사람은 자신을 위해 배려해야 하는 부분이 많다. 지병이 있다고 해서 운동을 하지 말라는 이야기가 아니라 그때그때의 컨디션이나 몸 상태에 맞는 운동을 해야 좋은 결과를 얻을 수 있다는 것이다. 다치거나 넘어지는 일이 없도록 주의하는 것은 물론이다.

　　병이 중하지 않아 일상생활을 할 수 있는 정도면 운동을 전혀 할 수 없는 상황은 아니다. 10년 후, 15년 후 체력이 떨어지는 것을 피하고 싶다면 일주일에 한 번, 하루 10분이라도 좋으니 운동은 꼭 해야 한다. 하지만 많이 할수록 좋을 거란 단순한 기대로 움직여서는 안 된다.

이 책에서는 건강 유지를 위해 하는 운동이 몸에 독이 되지 않도록 하려면 어떻게 하면 되는지 정확한 과학적 지식에 근거해 알기 쉽게 해설했다. 이 책이 운동이 좋아서 습관적으로 하고 있는 여러분, 앞으로 운동을 시작하려는 여러분에게 조금이나마 도움이 되기를 간절히 바라는 마음이다.

다나카 기요지

차
례

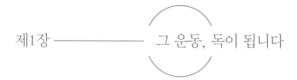

제2장 ——————— 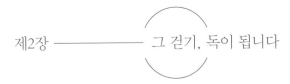 그 걷기, 독이 됩니다

제3장 ──────── 그 조깅, 독이 됩니다

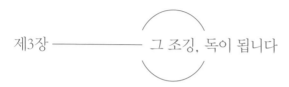

제4장 ──────── 그 근력운동, 독이 됩니다

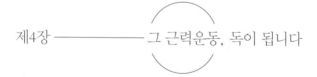

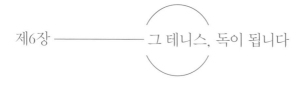

제5장 ———————— 그 수영, 독이 됩니다

제6장 ———————— 그 테니스, 독이 됩니다

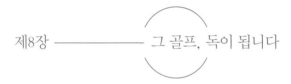

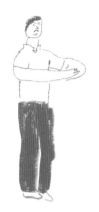

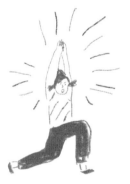

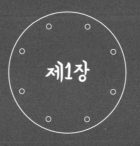

제1장

그 운동, 독이 됩니다

고혈압인 사람은 부주의한 운동으로 돌연사할 위험성이 높다

젊은 사람들은 조금 혈압이 높아도 혈관에 탄력이 있어 터질 위험은 거의 없다. 그러나 고령자나 동맥경화가 진행 중인 중년의 경우는 혈관이 딱딱하고 혈관벽이 약해 심근경색이나 뇌출혈을 일으켜 돌연사하거나 심각한 후유증을 안게 될 수 있다. 특히 65세 이상 고령자나 혈액을 묽게 해주는 약을 복용하는 경우는 동맥경화가 상당히 진행돼 혈관벽이 이미 약해져 있을 위험성이 있기 때문에 운동을 할 때 주의가 필요하다.

혈압이 높은 사람이 아침에 운동을 하는 경우, 아침 식사 후에 하는 것이 좋다. 적당량의 식사를 하고 나면 혈압이 약간 떨어지면서 안정돼 운동하기 좋은 상태가 된다.

세게 힘을 주거나 호흡을 멈추면 급작스럽게 혈압이 올라 혈관이 터질 수 있다. 큰 부하가 가해지는 근력운동은 걷기 등과 같은 유산소운동에 비해 혈관 파열의 위험성이 높기 때문에 주의해야 한다.

근육량을 많이 늘리거나 기록을 올리기 위해 운동을 하는 사람들은 목적 달성을 위해 위험을 감수하고 하는 것이다. 그럴 필요가 없는 일반인이라면 안전이 우선이다. 고혈압인 사람은 혈압강하제병적인 고혈압을 낮추는 데 사용되는 의약품를 복용 중일 때, 운동시 오히려 혈압이 떨어지는 것에 주의해야 하는데, 특히 운동 후가 위험하다. 운동 후에는 혈압이 떨어지기 쉽고 여기에 혈당까지 떨어지면 머리가 멍해진다. 이런 상태에서 운전을 하면 교통사고를 일으킬 수 있어 매우 위험하다.

운동 후 혈압의 변화는 평소 복용하는 약이나 체질에 따라 다르기 때문에 한마디로 말하기는 어렵다. 자신의 운동 후 혈압을 직접 체크해두면 좋은데, 보통 운동이 끝나고

5~15분 경과했을 때의 혈압을 재보면 된다. 격렬한 운동을 했을 때는 운동 직후부터 20분 사이에는 혈압이 높으니 가능한 20분 이상 경과됐을 때 재는 것이 좋다. 요즘은 혈압계를 비치해둔 헬스장도 많고 고혈압 환자의 경우 대부분 집에 가정용 혈압계가 있어 혈압을 재는 것이 수월해졌다.

운동 후 혈압이 너무 떨어지거나 반대로 너무 오른다면 병원에 가서 심장과 혈관 상태를 진찰 받아보고 운동의 내용이나 복용하는 약을 바꿀 필요가 있다. 일반적으로 운동 후 혈압도 안정 시와 마찬가지로 최고 혈압이 150mmHg 이상이면 너무 높고 90mmHg 미만이면 너무 낮다.

고혈압인 사람이 운동할 때 주의해야 할 점

- 운동은 혈압이 안정되는 식후에 하는 것이 좋다(단 개인차가 있다).
- 부하가 큰, 힘주는 근력운동은 피한다.
- 혈압강하제를 복용 중일 때는 운동 후 혈압의 변화에 주의한다(의사와 상담 후 약과 운동의 내용을 바꾼다).

건강을 유지하기 위해서는 자신의 몸 상태를 잘 알고 자신에게 맞는 운동을 무리하지 않고 하는 것이 중요하다.

혈압과 혈당치가 높은 사람도 운동은 해야한다

혈압이 높지 않으면 새벽 운동을 마음 놓고 해도 되느냐 하면 꼭 그렇지만도 않다. 고혈압 환자가 아니더라도 새벽에는 혈압이 오르기 때문이다. 혈압이 높지 않은 사람도 급격한 혈압 상승으로 혈관이 터지는 경우가 충분히 있을 수 있다는 이야기다. 하지만 그 확률은 매우 낮다. 이런 드문 경우에 대한 걱정이 지나치면 건강해질 수 없다.

혈압이나 혈당치 같은 수치를 신경 써 운동을 꺼린다면 체력은 계속 떨어질 수밖에 없다. 약간의 위험이 따르더라도 새벽이든 점심이든 밤이든 자기가 편한 시간에 무리하지 않은 운동을 하는 것이 최선의 방법이다. 단, 수분 보충은 잘해야 한다. 운동을 하다 탈수에 빠지면 혈전이 생겨 혈관이 막힐 수 있다.

약을 복용 중인 사람은
낙상 확률이 높다

아래 표에서 보는 바와 같이 약을 한 가지라도 복용 중인 사람은 그렇지 않은 사람보다 낙상사고 발생 빈도가 상당히 높아지기 때문에 운동할 때 무리하지 않도록 주의해야 한다.

항응고제(와파린 등) 등 혈전이 생기는 것을 억제하는

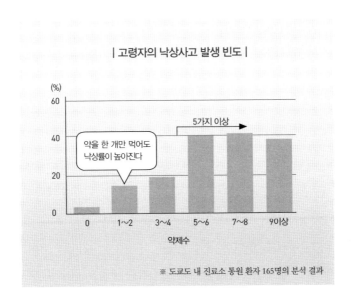

| 고령자의 낙상사고 발생 빈도 |

※ 도쿄도 내 진료소 통원 환자 165명의 분석 결과

약을 복용 중인 사람은 사고시 출혈이 생기기 쉬워 더욱 위험하다. 그러나 앞에서도 언급했듯이 평소에 약을 복용한다고 해서 운동을 완전히 끊으라는 이야기는 아니다. 운동을 통해 근육을 움직이면 혈액 속 당 소비가 좋아져 혈당 조절에 도움이 된다. 혈당치가 높은 사람은 유산소운동으로 당을 소비하면서 근력운동으로 당의 대사 능력을 높이는 것이 이상적이다. 물론 이때도 무리하지 않는 것이 중요하다.

기록이나 승패를 신경 쓰면 부상당할 확률이 높아진다

당연한 이야기지만 어떤 운동이든 대회 참가나 기록 향상을 목표로 하면 부상을 당하기 쉽다.

건강을 위해 걷기를 선택했다면 즐기면서 자신의 페이스에 맞게 걸으면 된다. 그런데 더 즐겁게 하기 위해 대회에 나갔다가도 더 빨리 걸으려고 무리를 하거나 일등으로 들어오려고 욕심을 부리다 결국 무릎과 허리에 무리가 오는 일이 생긴다. 속도가 빨라지면 기록에 집착하는 경우들이 있는데 걷기의 기본은 어디까지나 걷는 것이지 경쟁이 아니다.

운동은 결과와 상관없이 즐기는 것이라 생각하는데, TV에서 유명 선수가 멋진 퍼포먼스를 보여주면 자극을 받아 따라하려는 사람들이 있다. 또 기준을 정해두고 우열을 가리려고 한다. 마라톤을 예로 들면 3시간 이내면 잘하는 것이고 4시간 이내면 보통, 5시간 안에 들어오지 못하면 못하는 것이라는 식이다. 이런 비교는 무의미할 뿐 아니라 위험하다.

평소에 아무리 열심히 해도 기록이 잘 나오지 않으면 열등감이 생겨 점점 달리기 싫어진다. 구기 종목이나 격투기처럼 승패가 분명하게 갈리는 종목도 사정은 마찬가지여서 매번 지면 흥미를 잃게 된다. 하지만 결과가 안 나온다고 해서 '나는 안 되는구나'라며 낙담해 운동할 의욕을 잃는다면 안타까운 일이 아닐 수 없다. 운동하는 좋은 습관을 들였다면 승부에 얽매이지 말고 운동 자체를 즐겨보자.

만약 경쟁을 하고 싶다면 주위의 그 누구와가 아니라 과거의 자신과 해라. 좀 더 나아질 수 있도록 노력하는 것, 그것으로 충분하다.

저녁 식사 후 운동은
수면 부족을 가져올 수 있다

개인차는 있지만 밤 9시 이후에 에어로빅 같은 운동을 하면 잠을 잘 못 이루는 사람들이 있다. 빠른 템포의 음악에 맞춰 격렬한 운동을 하면 기분이 고조되어 교감신경이 우위 상태가 돼기 때문이다. 밤에 차를 고속으로 몰면 잠이 잘 안 올 때가 있는데 이와 비슷한 원리이다.

수면은 몸이 휴식을 취하는 소중한 시간이다. 숙면을 취하지 못하면 피로가 풀리지 않아 다음 날의 업무나 일상에 지장을 줄 수도 있다.

개중에는 오히려 운동을 하면 적당히 피곤해져 잠을 잘 자는 사람도 있기 때문에 밤 운동이 무조건 나쁘다고 할 순 없지만, 밤에 운동하면 잠을 잘 이루지 못하는 사람은 저녁 식사 후에 격렬한 운동은 피하는 것이 좋다.

일정상 혹은 개인적인 취향으로 인해 밤에 운동하고 싶다면 목욕 후에 요가나 기공, 스트레칭 등으로 부교감신경이 우위가 되도록 하고, 가능하다면 클래식 음악을 들으면서 심신의 긴장을 풀도록 하자.

같은 운동만 반복하는 것도
위험할 수 있다

모든 운동은 습관을 들이면 좋은 점이 많지만 단점도 적지 않다. 하지만 이 '운동의 부작용'에 대해서는 이야기해 주는 사람이 별로 없다 보니 대수롭지 않게 생각하는 경향이 있다. 가장 대표적인 것이 오로지 같은 운동만 계속하다 부상을 당하는 것이다.

좋아서 하는 것이니 이해는 간다. 운동은 음주와 비슷하다. 술을 마시면 기분이 업되듯 운동을 할 때도 비슷하다. 술을 좋아하는 사람들은 몸에 안 좋다는 것을 잘 알면서도 자꾸 과음을 하게 된다. 다음 날은 숙취 때문에 반성을 하지만 그것도 잠시, 조금 있으면 또 같은 실수를 반복한다. 개중에는 과음이 자신에게 구체적으로 어떤 악 영향을 미치는지 모르고 마시는 사람들도 있다. 운동도 술처럼 무리하기 쉽고, 운동을 너무 많이 하면 부상당할 위험성이 있다는 사실을 모르는 사람들이 의외로 많다. 운동만은 다다익선이라고? 절대 그렇지가 않다.

음식을 편식하는 것은 고치는 것이 좋은 것처럼 운동

에 대한 편식도 고치는 것이 이상적이다. 좋아하지 않는다고 안 하면 자기가 좋아하는 운동밖에 못 하게 되고, 이렇게 되면 항상 쓰는 근육과 관절만 혹사시켜 부상당하기 쉽다. 너무 많이 걷거나 너무 많이 달리거나 또는 야구할 때 볼을 너무 많이 던져 부상당하는 경우가 정말로 많다.

비 오는 날은 실외에서 하는 운동은 할 수가 없다. 장소가 제한되고 이동도 불편해지니 좋아하는 운동도 하기 싫어진다. 이럴 때가 바로 평소 하지 않는 운동을 할 절호의 기회이다! 실내에서도 할 수 있고 운동량을 자유롭게 정할 수 있는 근력운동이나 스트레칭을 시도해보자.

무릎이나 허리, 고관절에 통증이 느껴질 때는 걷기나 조깅, 마라톤 등은 일단 중단한다. 몇 주에서 한 달 정도 쉬는 것이 좋다.

단, 통증이 있다고 해서 운동을 전혀 할 수 없는 것은 아니다. 예를 들어 무릎이 아프면 의자에 앉아 덤벨이나 튜브를 이용해 상반신을 단련해도 좋고 체중의 부하가 작은 수영도 가능하다. 통증이 있거나 다쳤을 때는 위기를 기회로 만든다는 생각을 갖자.

또한 부상을 당했을 때는 '왜 다쳤는지', '다치지 않으려면 어떻게 하면 좋을지' 되짚어보는 것이 중요하다. 이럴 때 뭔가 깨닫게 되면 다시 일상적인 패턴으로 복귀했을 때 큰 도움이 된다.

걷기는 무릎과 고관절 부상을 초래할 수 있다

운동을 오래 하다 보면 다치기 쉬운 곳이 바로 무릎, 고관절, 발목 관절 등이다. 젊을 때 다쳤던 곳이 더 나빠지는 경우도 있다.

건강 유지를 위해 하는 걷기도 무리하면 고관절과 무릎에 부담이 된다. 통증이 있을 때 걷는 것은 좋지 않으니 이럴 때는 과감히 걷기를 중단하고 덤벨 등을 이용해 대퇴부(넓적다리)나 상반신을 단련한다.

사실 통증이 느껴지기 전, 불편함이 드는 정도에 중단하는 것이 좋은데, 운동을 좋아하는 사람들은 소금 불편한 정도는 크게 신경 쓰지 않고 계속하는 경향이 있다. 이럴 때 무리하면 나중에 큰 부상으로 이어질 우려가 있다. 통증이 있을 때는 진찰을 받아 근육과 관절의 상태를 확인해야 한다. 통증이 심하거나 오래 지속되는 경우에는 반드시 전문가의 진료를 받자. MRI 검사도 고려하는 것이 좋다. 만약 이상이 있을 때는 부담이 적은 운동으로 바꾸거나 일시적으로 중단해야 나중에 발생할 수 있는 위험을 줄일 수 있다.

무리한 운동은
빈혈의 원인이 되기도 한다

조깅이나 마라톤 등 발바닥에 강한 압력이 가해지는 운동을 습관적으로 하면 그 압력에 적혈구가 파괴돼 이른바 '스포츠 빈혈'을 일으킬 수 있다.

스포츠 빈혈이란 격렬한 운동으로 인해 생기는 빈혈을 말한다. 강한 압력에 적혈구가 충격을 받아 막이 터지면서 적혈구 내 헤모글로빈이 유출되는 '용혈'이라는 현상에 의해 발생한다.

혈액 1㎣에는 약 400~500만 개나 되는 적혈구가 떠다니는데, 장시간 달리거나 걷거나 또는 뛰어올라 발바닥에 강한 충격을 지속적으로 주면, 발바닥의 모세혈관 내를 떠다니는 적혈구가 조금씩 파괴된다. 달릴 때는 체중의 3배 정도의 부하가, 러닝 롱 점프는 착지할 때 5~7배의 매우 큰 부하가 걸리기 때문이다. 발바닥은 모세혈관이 많아 그렇지 않아도 적혈구가 빽빽이 떠다니는데 여기에 물리적으로 큰 압력이 가해지면 적혈구가 쉽게 파괴된다.

감량을 위해 식사를 제한하면서 운동도 열심히 할 때는 스포츠 빈혈의 발생 위험이 더 커진다. 적혈구를 만드는 영양소인 철분과 단백질을 식사를 통해 잘 섭취하면 문제는 없지만, 개인적인 판단으로 식사를 제한하는 경우에는 아무래도 먹는 양이 줄어 철분과 단백질 모두 부족해지기 쉽기 때문이다.

적혈구는 체내의 세포로 산소를 운반하는 역할을 하기 때문에, 스포츠 빈혈로 적혈구가 파괴되면 근육세포가 산소 결핍 상태가 돼 운동을 지속하기 어려워진다. 일상생활에 지장이 없더라도 운동할 때 심장이 두근거리거나 쉽게 지친다면 주의가 필요하다. 이 상태가 지속되면 일할 때도 금세 지치거나 의욕이 떨어진다.

스포츠 빈혈이 아니더라도 건강 검진에서 빈혈 진단을

받은 사람은 운동을 잠시 쉬고 철분과 단백질을 충분히 섭취
해야 한다.●

● 건강검진 시 운동을 제한하는 것은 심한 빈혈인 경우에 한한다.

운동하다 목숨을 잃을 수도 있는 21세기의 여름

지구온난화의 영향 때문인지 여름 기온이 매년 상승하
고 있다. '사상 최악의 폭염'이 이제는 여름철 단골 기사가 된
듯한 느낌이다. 기온이 높을 때 운동을 하면 열사병을 일으
킬 위험성이 매우 높은데, 급격히 증상이 악화될 경우 생명
이 위험해질 수도 있다.

전문가들은 28도가 넘으면 열사병 환자가 급증한다고
경고한다. 28도가 넘으면 '엄중 경계' 단계로 격렬한 운동은
중단하고, 31도 이상이면 '위험' 단계로 원칙적으로 운동을
중단할 것을 권장하고 있다.

더울 때는 실외 운동을 피하고 냉방이 되는 실내에서
가능한 운동 정도만 해야 한다. 걷기는 기온이 내려가는 새

벽이나 밤에 하는 것이 좋다. 기온이 28도 미만이라도 안심할 수는 없다. 기온이 20도인 환경에서 열사병에 걸린 사례들도 있다. 습도와 지표면 온도, 일사량 등도 영향을 미치기 때문이다.

열사병은 운동하기 전, 탈수 상태에 빠졌을 때 흔히 나타난다. 자면서 땀을 많이 흘리면 일어났을 때 이미 탈수 상태에 빠져 있기도 한다. 이 상태에서 수분 보충 없이 걷기 등을 하면 기온이 그리 높지 않아도 열사병에 걸릴 수 있다.

운동 전과 운동 중에는 수시로 수분 보충을 해주어야 한다. 그리고 설사나 수면 부족일 때도 열사병에 걸리기 쉬우니 주의해야 한다. 열사병은 기온, 수분과 염분의 부족 등이 원인으로 꼽히는데, 몸의 컨디션에 따라 그 위험성은 크게 달라진다.

설사를 할 때는 변과 함께 다량의 수분이 배출된다. 수분을 보충해도 부족한 수분을 채우지 못해 상당히 높은 확률로 탈수에 빠진다. 이럴 때 더운 데 있으면 열사병에 걸릴 위험이 매우 높다.

여름철에는 에어컨 바람에 몸이 차가워질 수 있고, 빙수나 아이스크림 등 찬 음식을 먹거나 얼음이 들어간 차가운 수분을 섭취할 기회가 많기 때문에 설사할 가능성이 높다. 하루 두세 번 설사를 하는 일이 3일 이상 이어진다면 운동은 피하고 서늘한 곳에서 쉬도록 한다.

여름철 밤에 잠을 설쳐 수면 부족 상태일 때도 열사병에 걸리기 쉬우니 주의한다. 잠이 부족하면 주의력과 집중력이 떨어질 뿐 아니라 체온 조절도 잘 안 된다. 운동 전날에는 잘 자고 수면 부족일 때는 더운 곳에 장시간 있지 않도록 해야 한다.

겨울철에는 실내와 실외의 온도차가 커서 실외로 나왔을 때 혈압이 급상승하는 경향이 있는데, 이 상태에서 곧바로 운동을 하는 것은 매우 위험하다. 실외로 나가기 전에 히터 등으로 하반신을 따뜻하게 하면 전신의 혈류가 좋아지고 몸이 따뜻해져 적당한 워밍업이 된다.

외출을 할 때는 춥지 않게 옷을 겹쳐 입고 몸을 움직여 따뜻해지면 하나씩 벗도록 한다. 운동이 끝나면 몸이 식지 않도록 땀을 닦고 따뜻한 옷으로 갈아입는다.

한 번에 2킬로그램 빠져도
지방은 거의 그대로다

하루 종일 하이킹을 하거나 헬스클럽에서 열심히 운동한 다음에 사우나에 들어가면 체중이 2킬로그램 정도 한꺼번에 빠져 있을 때가 있다.

'고작 하루 만에 이렇게 빠지다니!'라며 기뻐할지 모르지만 이것이 꼭 좋은 것만은 아니다. TV에서도 "○○를 해서 체중이 3일 만에 2킬로그램이나 빠졌다!"는 식의 광고를 자주 보게 되는데, 이는 지방이 빠진 것이 아니다.

보통 운동을 전혀 하지 않던 사람이 근육이나 혈액 속에 수분이 많아 몸이 촉촉한 상태일 때 이렇게 빠진다. 즉, 남는 수분이 밖으로 배출된 것뿐이다. 몸에 수분이 많았기 때문에 운동 한 번으로 체중(체중이라기보다는 수분)이 2킬로그램이나 빠진 것이다. 수분이 배출되면 그만큼 목이 마르고, 운동 후 수분을 섭취하면 다음 날에는 체중이 원래대로 돌아와 있을 것이다.

일시적으로 체중이 2킬로그램 줄었다면 1.9킬로그램은 물이라고 보면 된다. 대부분의 경우 지방은 100그램도 빠지지 않는다.

그럼 운동 후 수분을 섭취하지 않으면 살이 빠진 상태가 그대로 유지되느냐 하면, 그렇게 단순하지 않다. 이 상태에서 수분을 보충하지 않으면 혈액이 걸쭉해지면서 혈전이 생기기 쉬워 심근경색이나 뇌졸중의 위험이 높아진다. 따라서 운동 후에는 수분을 충분히 보충하고 시간을 들여 천천히 살을 빼는 것이 중요하다. 체지방을 빼려면 그만큼 시간이 걸린다.

운동만으로는 쉽게 살이 빠지지 않는다. 살을 빼기 위해 열심히 걸어도 생각만큼 살이 잘 빠지지 않다 보니 무리를 하게 되고 그럼 부상으로 이어질 수 있다. 먼저 식사의 양과 균형을 조절하고 그런 다음 운동을 해야 효과적인 다이어트를 할 수 있다. 이는 걷기뿐 아니라 모든 운동이 그렇다. 운동은 '지구력과 근력을 유지하고 정신을 강하게 하기 위한 것'이라고 생각하면 된다.

운동만으로는 빠지지 않는다
이상적인 다이어트는 '운동 2 : 식사 8'

　　다음 표를 보면 운동만으로 다이어트를 한 그룹에서는 2.5킬로그램밖에 살이 빠지지 않았지만, 식사만 개선한 그룹에서는 7.2킬로그램이 빠졌다. 물론 운동과 식사 개선을 병행한 그룹이 9.3킬로그램으로 가장 많이 빠졌지만 식사만 개

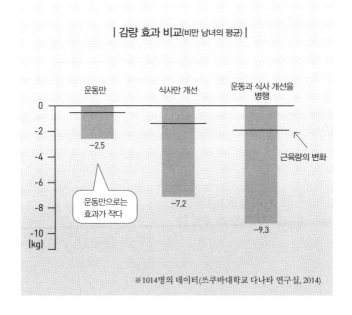

| 감량 효과 비교(비만 남녀의 평균) |

※1014명의 데이터(쓰쿠바대학교 다나타 연구실, 2014)

선한 그룹과 큰 차이는 없다. 즉, 다이어트는 운동보다 식사
가 압도적으로 큰 영향을 미친다는 이야기이다.

이상의 내용을 종합하면 감량을 할 때 식사와 운동의
비중은 '식사 80퍼센트, 운동 20퍼센트'이다.

이것이 바로 오랜 세월 다이어트를 연구하면서 알게 된
'사실'이다. 식사로 체중을 감량하고 나면 운동하기도 좋아진
다. 몸이 가벼워지면 무릎과 허리에 부담이 덜 가기 때문에
부상당할 확률도 낮아진다. 이러한 이유에서 '다이어트를 할
때는 먼저 식사부터 개선하라'고 당부하고 싶다. 운동으로만
체중을 줄이겠다고 마음먹으면 운동을 무리해서 하게 돼 부
상당할 위험성이 커지기 때문에 반드시 식사 조절을 병행해
야 한다. 이는 내가 35년 동안 운영해온 운동교실과 감량교
실의 결과에서도 극명하게 드러났다.

운동으로 살을 빼면 무병 장수할 수 있다?

살찌면 단명한다고 생각하는지 장수하기 위해 운동으

로 살을 뺀다는 사람들도 있다. 그런데 비만과 수명은 생각만큼 밀접한 연관성이 없다. 일반적으로 BMI체질량지수는 22가 표준이자 이때의 체중이 가장 질병에 잘 걸리지 않는 체중으로 알려져 있다.

그런데 최신 연구들을 살펴보면 극도로 마르거나 비만인 경우에는 사망률이 높아지지만, BMI 21~27 사이의 사망

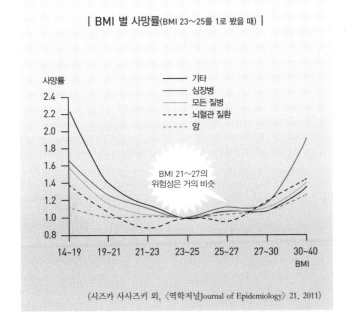

| BMI 별 사망률(BMI 23~25를 1로 봤을 때) |

(시즈카 사사즈키 외, 〈역학저널Journal of Epidemiology〉 21, 2011)

위험성은 거의 비슷하다. 사망률이 가장 낮은 것은 BMI가 23~25로 약간 통통한 스타일이라는 보고도 있다(위의 표 참조).

　뿐만 아니라 혈압이나 콜레스테롤 등 생활습관병의 수치 또한 BMI와 크게 연관되어 보이지 않는다. 오히려 연관성이 너무 약해 깜짝 놀랄 정도이다. 연관성이 있다면 BMI

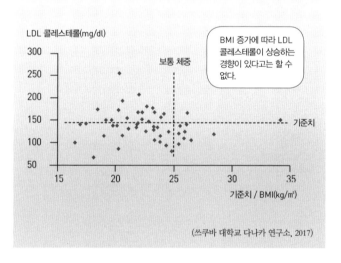

| BMI와 나쁜 콜레스테롤(LDL 콜레스테롤)의 관계 |

LDL 콜레스테롤(mg/dl)

보통 체중

BMI 증가에 따라 LDL 콜레스테롤이 상승하는 경향이 있다고는 할 수 없다.

기준치

기준치 / BMI(kg/㎡)

(쓰쿠바 대학교 다나카 연구소, 2017)

가 상승하면 나쁜 콜레스테롤(LDL 콜레스테롤) 수치도 커져야 하는데 그렇지 않다.

콜레스테롤이나 중성지방, 혈압은 꼭 뚱뚱해야 높아지는 것은 아니다(옆 페이지 표 참조).

이 수치들은 개인차가 크고 체질이나 라이프 스타일이 크게 영향을 미치고 있는 것으로 판단된다.

콜레스테롤이나 혈압이 높아지는 것은 점이 많거나 키가 크거나 또는 머리 숱이 적은 것처럼 타고난 체질에 가깝다. 따라서 콜레스테롤이나 혈압의 수치를 바꾸는 것은 자신의 키를 바꾸려는 것이나 다름없어 개인의 노력으로는 한계가 있다(물론 개인차는 있다).

그런데 콜레스테롤 수치가 높은 것은 무조건 살 때문이라고 잘못 알고 있는 사람들이 많다. 하물며 마른 사람들조차 콜레스테롤 수치가 높게 나오면 '콜레스테롤 수치가 높으니 살을 더 빼야겠군, 더 운동해야겠어'라고 생각하는 경우가 많은데 이는 잘못된 생각이다. 주변을 보아도 오랫동안 꾸준히 운동해 밀랐고 식사에도 신경 쓰는 사람(특히 여성) 중에 콜레스테롤 수치가 높은 경우가 적지 않다. 물론 가족 중에 심근경색이나 뇌졸중을 일으킨 사람이 있다면 치료

를 받아야 하지만, 그런 경우가 아니라면 콜레스테롤에 대
해서는 너무 예민하게 반응하지 않아도 된다.•

    •마른 여성이 콜레스테롤 수치가 높은 경우는 대개 폐경으로
    인한 호르몬 변화 때문으로, 채식주의자들도 콜레스테롤 수치
    가 많이 올라가 약을 먹어야 하는 경우가 많다. 또한 가족력이
    없다 해도 건강검진 등으로 콜레스테롤 관리나 약물 복용을
    처방 받았다면 따라야 한다.

BMI는 기준일 뿐
목적에 따라 기준은 달라진다

　　BMI는 키와 체중을 계산식으로 구한 것이다. 체중 대
비 근육이나 지방 등의 비율까지 고려한 것이 아니기 때문에
꼭 22~25가 베스트라고는 할 수 없다.
　　건강 증진이 목적이라면 BMI는 18~28이 적당하다. 아
름다움을 위해 좀 더 슬림한 체형을 만들고 싶다면 BMI의
목표치는 16~21 정도가 될 것이다. 톱클래스의 운동선수들
처럼 경기용 몸을 만들어야 할 경우는 BMI가 16~50으로 범
위가 상당히 넓어진다. 근육이 많으면 몸이 무거워져 기록이

잘 나오지 않는 마라톤 선수의 BMI는 16~18이 가장 좋고, 부딪혀도 끄떡없는 몸이 필요한 스모 선수의 BMI는 40~50 정도 된다. 스모 선수의 BMI가 높은 것은 몸집만 큰 것이 아니라 근육도 많기 때문이다.●

이처럼 BMI는 그 사람의 가치관이나 직업 등에 따라 적당한 수치가 크게 달라지기 때문에 평균치에 너무 신경 쓸 필요가 없다.

> ● 나라별 기준이 조금씩 달라 우리나라의 경우 BMI 18.5 미만 저체중, 18.5~22.9 정상, 23~24.9 과체중, 25 이상 비만, 30 이상 고도비만으로 분류하고 있다. 미용을 위해서라 해도 저체중에 해당하는 18 이하로 떨어지는 것은 바람직하지 않다.

아쉬울 때 그만두는 것이 건강에 좋다

운동할 때 가장 중요한 것은 '자신에게 딱 좋은 타이밍'을 찾는 것이다. 무리하면 다음 날 일어났을 때 피곤해 일에도 영향을 줄 수 있고 잘 때 다리에 쥐가 나거나 한밤중에 자다 깰 수도 있다. 적당한 운동은 이런 증상이 나타나지 않을 정도로 하는 것이다.

식욕이 있어 밥을 맛있게 먹고 푹 자고 아침에 상쾌하게 일어나며 일에 영향이 없을 정도로 운동을 하는 것이 딱 적당하다. 지금까지 운동을 하지 않았던 사람이 운동을 하면 처음에는 근육통이 있거나 피로가 느껴지는 등 약간의 영향은 있다. 그러나 이는 처음 1~2주 정도이다. 익숙해지면 운동을 하지 않으면 찌뿌둥하고 운동을 해야 개운하다고 몸이 느끼게 된다.

그럼 나에게 딱 맞는 적당한 운동은 어떻게 알 수 있을까?

이는 스스로 느끼는 수밖에 없다. 운동 시간, 빈도, 강도 모두 스스로 감각적으로 느껴야 한다. 물론 기준은 있지만 앞에서도 설명했듯이 이는 평균치에 지나지 않기 때문에 모든 사람에게 맞는 것은 아니다.

식사할 때 칼로리나 염분 섭취량을 정해놓듯이 운동을 할 때도 걸음수나 시간 등의 목표를 수치화하려는 사람들이 많은데, 수치는 크게 신경 쓰지 않아도 된다. 운동법, 즐기는 방식, 감량이나 건강 측면에서의 효과 등은 개인차가 크기 때문이다.

수치에 매달리다 보면 자신의 신체 능력 이상으로 목표를 높게 잡아 놓고 무리하다 부상을 당하는 어처구니 없는 상황이 벌어질 수 있다. 운동은 자기 페이스에 맞춰 하면 된다. 운동을 좋아하고 많이 소화할 수 있는 사람은 그만큼 하면 되고, 무리한 운동을 싫어하는 사람은 가까운 곳에서 산책을 즐기는 정도도 좋다. 식사와 달리 운동에서는 '이 정도면 돼'라는 식의 한도를 정하기 어렵기 때문이다. 그리고 '나에게 딱 좋은 운동'의 기준은 '체력 유지 등 건강이 목적'인지 '기록 향상을 위해 더 강해지거나 더 빨라져야 하는지' 등 그 목적에 따라서도 달라진다. 운동은 어떤 종목이든 기록 향상을 목표로 하면 아무래도 무리를 하게 된다. 그러나 건강이 목적이라면 무리는 금물이다.

내 판단으로는 건강 유지를 위한 기준으로는 청년층~중년은 '조금 힘들다~힘들다'고 느끼는 정도를 목표로 하고, 고령자의 경우는 '아직 괜찮다~약간 힘들다'고 느끼는 정도를 기준으로 삼으면 된다. 즉, 고령자는 '조금 더 하고 싶다'고 생각될 때 바로 멈춰야 부상의 염려가 없다.

운동은 근성으로 하는 것이 아니다
즐겁지 않으면 오래 가지 않는다

운동은 즐기는 것이 중요하다.

예를 들어 하이킹은 하는 사람마다 "먼 거리를 짧은 시간에 걸을 수 있는 체력이 생겨 기쁘다", "함께 간 친구와 많은 대화를 나눴다", "자연을 접해 기분이 좋다", "열심히 걸어 에너지를 소비했더니 체중이 줄어 달성감이 있다" 등 즐기는 방식이 제각각이다. 이는 가치의 다양성으로 순위를 정할 수 있는 것이 아니다.

자기가 즐겁고 기분 좋으면 그게 무엇이든 상관없다. 그리고 운동을 싫어하거나 할 자신이 없으면 무리해서까지 열심히 할 필요도 없다. 무리해서 시작해봐야 결국은 포기하게 된다는 것을 오랜 지도 생활 동안 지켜봐왔다.

살이 찐 사람들 중에는 운동을 싫어하는 사람들이 많아 식사를 개선하는 것보다 운동이 더 어렵다고 느낀다. 만일 그렇다면 무리해서 운동할 필요는 없으니 조금 뒤로 미뤄도 된다. 나를 포함한 쓰쿠바 대학교 연구팀이 개발한 효과적인 다이어트 프로그램인 '스마트 다이어트'에서는 처음부터 운동을 필수 항목에 포함시키지 않는다.

먼저 식사부터 바꾼다. 그런 다음 스스로 운동의 필요성을 자각하게 되면 운동을 해야겠다는 '의욕'이 생기기 때문에 그때까지 기다린다. 억지로 운동을 시키면 결국은 좌절하기 때문에 초조해하지 않고 그 사람의 속도에 맞춰 지도하고 있다. 이런 방식이 효과가 있었는지 3000명 이상의 비만인 95퍼센트가 감량에 성공했고, 남성은 평균 10킬로그램, 여성은 8킬로그램 감량했다. 3개월이라는 짧은 기간이었던 것을 감안하면 상당히 좋은 성과라 할 수 있다(41페이지 표 참조).

일주일에 한 번도 좋다
운동은 꼭 시작하자

운동은 매일 하다 보면 무리를 하게 될 때도 있다. 그렇다고 일주일에 한 번도 운동을 하지 않는 것은 좋지 않다. 아무 운동도 하지 않으면 뼈와 근육, 심장, 폐 등 체내의 모든 장기나 기관이 나이가 들면서 노화가 빨라진다. 운동을 하면 이 속도를 늦출 수 있다.

운동을 습관적으로 하는 사람은 좋아서 하는 것이기 때문에 적어도 일주일에 5일, 많게는 매일 한다. 일이 많아 야근을 하거나 폭우가 쏟아져 운동을 할 수 없거나 결혼식 등 행사가 있어 가끔 못 하는 날이 있는 정도이다. 일주일에 3일 등 띄엄띄엄 운동하는 사람은 생각보다 많지 않다. 일주일에 한두 번 운동하는 사람은 헬스클럽 등에 다니는 경우로, 건강을 위해 운동해야 한다는 생각을 갖고 있는 사람들 중에 흔히 있는 패턴이다. 운동을 일주일에 한 번도 하지 않는 것은 건강 장수를 생각한다면 옳은 선택이 아니다. 일주일에 한 번이라도 전혀 하지 않는 것보다 효과가 있으니 꼭 하자.

운동으로 20대 때보다 체력이 더 좋아지는 경우도 있다

헬스클럽에 다니지 않아도 매일 출퇴근할 때 걷거나 역에서 계단을 이용하는 것만으로도(무릎에 문제가 없다면) 충분히 운동이 된다. 특히 계단을 오르내리는 것은 평지를 걷는 것보다 효과가 크다. 평지를 5천 보 걷는 것보다 계단을 3천 보 걷는 것이 더 효과적이니 계단을 이용해보자.

퇴직 후 집안에서만 생활하며 거의 걷지 않으면 점점 근력이 떨어지고 골질이 저하된다. 20세부터 70세까지의 50년 동안 체력과 운동 기능은 절반 정도까지 떨어진다. 부위에 따라 다르지만 20세 때 가장 좋고 70세쯤 되면 30~70퍼센트 정도까지 떨어진다(아래 표 참조).

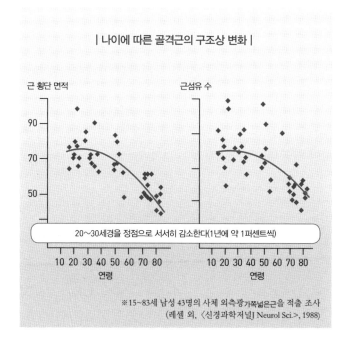

| 나이에 따른 골격근의 구조상 변화 |

근 횡단 면적   근섬유 수

20~30세경을 정점으로 서서히 감소한다(1년에 약 1퍼센트씩)

연령   연령

※15~83세 남성 43명의 사체 외측광근뒤넓은근을 적출 조사
(레셀 외, 〈신경과학저널J Neurol Sci.〉, 1988)

그런데 습관적으로 운동을 하면 이 속도를 눈에 띄게 늦출 수 있다. 절정기인 20~30세 때의 70~80퍼센트 수준으로 유지할 수 있다. 80세에 에베레스트 등정에 성공한 미우라 유이치로三浦雄一郎씨는 평소 꾸준히 트레이닝을 해 지금도 정력적으로 등산과 스키를 즐기고 있다. 운동을 습관화하면 50세가 넘어도 운동하지 않아 체력이 약한 20세와 비슷한 수준을 유지하기도 한다. 오히려 50세에 20대 때보다 체력이 좋아지는 역전현상이 일어나는 경우도 드물지 않다.

　　운동을 하면 근육뿐 아니라 뼈도 튼튼해져 골절 위험도 줄일 수 있다. 유도나 레슬링을 보다 보면 팔이 부러질 정도로 비틀거나 꼬는 경우가 있다. 이는 평소 연습을 통해 팔이 부러질 수 있는 동작을 반복했기 때문에 시합 때 비슷한 상황이 돼도 뼈가 부러지지 않는 것이다.

　　생물들이 환경에 적응해 몸을 바꿔가듯 인간의 몸도 지속적으로 적당한 부하를 주면 더 강해진다. 반대로 운동을 전혀 하지 않으면 넘어지는 정도의 작은 압력에도 쉽게 부러질 수 있다. 평소 운동을 하지 않는 사람이 비틀거나 꼬는 동작을 갑자기 하면 골절을 입기 쉽다. 고령자가 몸져눕게 되는 요인 중 하나가 바로 골절인데, 운동으로 뼈를 튼튼하게 만들면 앞으로의 위험을 줄일 수 있다.

　운동을 꾸준히 하면 10년 후 15년 후에도 지금과 비슷한 근력, 체력, 지구력, 유연성을 유지하고 있을 가능성이 높아진다. 운동이 싫다면 무리해서 할 필요는 없지만 운동을 전혀 하지 않는 것은 좋은 선택이 아니다. 일주일에 한 번이라도 좋으니 자신에게 맞는 운동을 시작해보자.

| 건강 장수에 필요한 요소와 그 요소를 갖추기 위한 운동 |

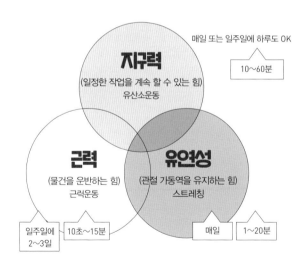

건강 증진을 위한 운동의 기준

- 유산소운동은 매일 해도 좋고 적어도 일주일에 하루 는 하는 게 좋다(10~60분).
- 근력운동은 일주일에 2~3일(10초~15분)이 적당하다.
- 관절 가동역을 넓혀 유연성을 높이는 스트레칭은 매 일 한다(1~20분).

'운동이 치매 예방에 도움이 된다'는 주장은 아직 증명되지 않았다

운동량이 많을수록 치매에 잘 걸리지 않는다는 연구 보고는 많다. 연구자들 중에는 '운동은 치매 예방에 가장 효과적인 방법'이라고 극찬하는 이들도 있다. 반면 '운동을 하기 때문에 치매를 예방할 수 있는 것이 아니라 치매에 걸리지 않았기 때문에 운동을 할 수 있는 것'이라며 기존의 설을 부정하는 연구 보고도 있다.

2017년 〈BMJBritish Medical Journal〉이라는 영국의 저명한 의학 잡지에도 이러한 연구 결과가 발표됐다. 35~55세의 지역 주민 10,308명을 최장 37년 동안 추적 조사했고, 이 기간 동안 인지기능 검사 4번, 운동량 조사 7번을 실시했다. 그 결과 이 가운데 329명(전체의 고작 3.2퍼센트, 평균 75세)만이 치매에 걸렸고, 운동량이 많든 적든 치매 발병 위험성에 차이는 전혀 없었다고 한다.

　　조깅 등 운동을 해서 장수를 했는지, 장수할 정도로 건강하고 체력이 있어 운동을 할 수 있었는지 그 인과관계에 대해서는 밝혀진 바가 없다.

　　어찌 되었든 장수를 하려면 체력은 필수이다. 따라서 체력을 향상시키기 위해 열심히 운동하는 것은 물론 좋지만, 무리해서 부상을 당하면 오히려 본래의 목적에서 멀어지게 되니 주의해야 한다.

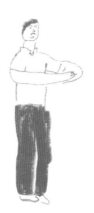

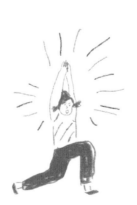

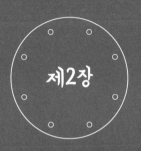

제2장

그 걷기, 독이 됩니다

부상 위험성이 적어 운동 습관이 없는 사람도 바로 시작할 수 있는 운동, 바로 걷기이다. 제일 부담 없이 시작할 수 있는 운동이라 할 수 있다. 그런데 실은 주의할 점이 많은 것 또한 걷기의 특징 중 하나이다. 먼저 잘못된 걷기에 대해 알아보자.

하루 만 보?
숫자에 집착하지 말자

하루 만 보가 좋다고들 하는데 무언가 평균적인 수치이

고 과학적인 연구 결과로 딱 떨어지게 정해진 것 같은데 엄밀히 말하면 근거가 없다. 잘 걷는 사람은 만 보 이상 걸어도 되지만 모든 사람에게 권할 만한 숫자는 아니다. 평소 운동을 하지 않는 사람은 바로 달성하기 어려운 목표일 수 있다. 최근에는 7천 보나 8천 보 정도로 낮춰 발표하는 곳들도 있다. 그런데 사실 7천 보나 1만 보나 크게 다르지 않다. 그 이유는 천천히 만 보 걷는 것과 조금 빨리 7천 보 걷는 것은 운동 효과에서 큰 차이가 없기 때문이다.

신체 조건 등 여러 가지를 고려한 하루치 걸음 수 기준은 3천 보에서 3만 보가 타당하다. 평소 운동을 해서 체력이나 기력이 되는 10~20퍼센트의 사람은 하루에 3만 보 정도가 딱 좋고, 살이 쪘거나 지병이 있거나 또는 체력이 부족한 사람들은 3천 보 걷는 것도 힘들 수 있다.

흔히 말하는 7천~1만 보가 적당하다고 느끼는 사람은 실제로는 절반 정도밖에 되지 않을 것이다. 그래서 나는 강연을 할 때 "만 보에 집착하지 말고 3천 보에서 3만 보 사이에서 자신이 좋아하는 정도로만 걸어라"고 권한다.

만보기가 없는 사람은 걸은 시간을 체크해두면 좋다. 평지를 걸을 경우 1보는 평균적으로 1미터 정도 된다. 물론 보폭의 차이는 있지만 대체로 1천 보 걸으면 1킬로미터이다. 대략 10분에 1천 보, 1킬로미터를 걷는다고 보면 된다(물론 개인차는 있다). 이 기준 대로 하면 30분에 3천 보(3킬로미터), 1시간에 6천 보(6킬로미터), 1시간 반에 9천 보(9킬로미터)이고, 여기서 조금만 더 걸으면 1만 보가 된다.

건강해서 체력이 되면 1시간 반 이상 걸어서 만 보를 목표로 하면 되고, 지병이 있거나 운동이 귀찮은 사람은 30분 걷기부터 시작해보자.

이런 사람은 3천 보 이상 걸으면 위험하다

심한 부정맥이나 심장에 문제가 있는 사람은 조금만 움직여도 심장이 심하게 뛰어 힘들어진다.

이런 사람은 3천 보만 걸어도 매우 고통스럽다. 건강을 위해 걷는데 매일 매일이 고통의 연속이 되는 것이나. 이럴 때는 무리하지 말고 심장이 심하게 뛰지 않을 정도로만 즉, 3천 보 미만으로 걸으면 된다. 또는 걷기에 집착하지 말고 심장에 부담이 가지 않도록 자전거를 가볍게 타거나 스쿼트를 10번 정도 하거나 또는 덤벨을 이용한 근력운동으로 체력을 유지하는 것도 좋다.

부정맥 이외에도 심부전, 협심증, 폐색성 폐질환, 신장병으로 혈액 투석을 받는 사람, 1형 당뇨병, 고도 비만, 중증 고혈압, 척주관협착증, 인공고관절 및 고관절에 통증이 있는 사람, 무릎 관절에 통증이 있는 사람, 잘 넘어지는 사람은 우선 3천 보 미만으로 걷는 것부터 시작해 무리하지 않도록 한다.

걷기를 걸음수로만 생각하는 것 자체가 큰 착각

걷기의 목표가 걸음수 하나여서는 안 되고 스피드도 고려해야 한다.

스피드는 빠르면 빠를수록 운동의 부하가 커져 소비되는 열량도 늘어나기 때문이다. 걷기의 속도는 '빨리', '보통', '천천히' 세 단계로 나누되, '분속 100미터'처럼 숫자를 신경 쓸 필요는 없다.

　'보통'은 역 안에서 이동할 때, 쇼핑할 때 속도 정도이다. '천천히'는 이보다 느린 속도로 아이쇼핑할 때의 속도 정도면 된다. 비탈길을 걷거나 무거운 짐을 들었을 때도 걸음걸이가 느려지는데 이때를 떠올려 봐도 좋다. '빨리'는 평소 걸을 때보다 빨리, 조금 숨이 차오르는 정도의 속도이다.

　운동 부족인 사람이나 지병이 있는 사람은 보폭이 좁아져 같은 거리라도 걸음수가 늘고 시간도 더 걸린다. 평소 운동하는 사람의 만 보와 운동을 하지 않는 사람이나 지병이 있는 사람의 만 보는 거리와 시간에서 차이가 생기는 것이 당연하다. 무엇보다 건강하지 않으면 하루에 만 보는 무리이다. 성격에 따라서도 달라진다. 성격이 급한 사람은 걸음도 빠르고 느긋한 사람은 걸음도 느긋하다. 또 체형도 영향을 미쳐 살이 찐 사람은 걸음이 느려진다.

이럴 때는
걷지 말 것

걷기는 위험성이 낮아 누구나 쉽게 할 수 있는 운동이지만 걷기에 적합하지 않은 환경도 있다. 그럴 때는 무리해서 걸을 필요가 없다. 밖으로 나가 걸을 때는 특히 미세먼지와 기온에 신경을 써야 한다.

호흡기가 약한 사람은 대기 상태가 좋지 않을 때는 외출하지 않는 것이 좋다. TV 등에서 "불필요한 외출은 삼가시기 바랍니다"라고 하는 날은 굳이 나갈 필요가 없다.

꽃가루 알러지가 있는 사람에게 꽃가루가 날리는 시기에 밖에 나가 걷는 것은 고통스러운 일일 것이다. 봄에는 삼나무, 가을에는 호그위드Hog Weed 등 철에 따라 다양한 꽃가루가 기승을 부린다. 이럴 때는 굳이 밖에 나가 걸을 필요가 없다.

추운 겨울철에는 노면이 얼어 미끄러울 때 나가서 걸으면 골절상을 입을 위험성이 높아진다. 기온이 영하로 내려가 얼음이 어는 시간대에는 가능한 걷지 말아야 한다.

여름철에는 열사병의 위험성이 있다.

걷기가 싫다면
무리하지 말자

걷기는 평소 운동을 잘 하지 않는 사람에게는 좋은 운동이지만, 운동을 좋아하거나 잘하는 사람들은 부족함을 느낄 수밖에 없다. 축구, 야구, 럭비, 농구, 테니스 등 본격적인 운동을 경험한 사람들이 준비운동으로 하는 것이 조깅이다. 걷기는 준비운동 축에 끼지도 못한다. 몸을 거의 움직이지 않아 운동이 되지 않는다고 느끼는 사람들도 있다. 한편 운동을 싫어해 평소 거의 하지 않는 사람이 만 보를 걸으면 상당한 체력이 소모된다. 이런 사람들이 만 보를 걷고 나면 마치 육상선수가 풀 마라톤을 완주했을 때만큼이나 만족감을 느낄 수도 있다.

이처럼 걷기 하나만 보더라도 입장에 따라 다양한 반응이 있을 수 있다. 손쉽게 할 수 있고 돈도 들지 않으니 누구나 시작하기 쉬운 운동이지만 싫어하는 사람은 무리해서 할 필요는 없다.

천천히 움직이면서 호흡을 의식하는 태극권이나 다양한 자세를 통해 심신을 단련하는 요가, 자신을 표현하는 댄

스나 에어로빅, 수영, 테니스, 골프도 좋다. 취향에 따라 할 수 있는 운동은 많다. 걷기도 좋지만 달리 할 수 있는 운동도 많으니 걷기를 고집할 필요는 없다는 이야기다. 가장 안타까운 경우는 '(가장 편한) 걷기조차 할 마음이 들지 않으니 나는 운동은 무리야'라며 포기하는 것이다.

매일 걸어도
한 달에 1킬로그램밖에 빠지지 않는다

다이어트를 위해 걷고 있다면 안타깝지만 그다지 큰 효과는 없다.

숫자로 설명해보자. 한 시간 걸었을 때 소비되는 열량은 200~300킬로칼로리이다. 소비 열량은 걷는 속도와 코스에 경사가 있는지 등에 따라 달라진다. 하루에 한 시간 한 달 동안 매일 걸어도 천천히 걸으면 $200 \times 30 = 6000$킬로칼로리, 빨리 걸으면 $300 \times 30 = 9000$킬로칼로리이다.

일반적으로 체중을 1킬로그램 감량하려면 7000~7500킬로칼로리의 열량을 소비해야 하는데, 한 달 동안 매일 1시간 빨리 걸어도 계산상으로는 1킬로그램 정도밖에는 빠지지 않는다. 참고로 TV 오락프로그램을 보고 웃어도 한 시간에 60~90킬로칼로리는 소비된다. 걷기에는 심폐 기능 및 지구력이 좋아지는 등 건강 장수에 도움이 되는 건강 효과가 있는 것은 틀림없지만, 지방 연소 효과는 그리 크지 않다. 다이어트가 목적이라면 걷기에 지나친 기대는 하지 않는 것이 좋다.

다이어트는 앞서 언급했듯이 반드시 식사를 개선해야 한다. '이렇게나 걸었는데 왜 살이 하나도 안 빠지는 거야'라고 좌절하지 말자.

당뇨병 환자는 공복이, 고혈압 환자는 비탈길이 위험할 수 있다

지병이 있는 경우는 각각의 질병에 따라 운동 시 주의 사항이 달라진다.

여기서는 대표적인 질병에 대해 살펴보자. 당뇨병 환자는 공복일 때는 운동을 피해야 한다. 공복 상태로 운동을 하면 혈당치가 지나치게 떨어져 쓰러질 수 있다. 고혈압 환자는 속도를 올리거나 비탈길을 걷거나 강도를 높이지 말고 시간을 들여 천천히 걷도록 평소 주의해야 한다. 또 혈압이 안정되는 식후나 따뜻한 낮에 걸을 것을 권한다.

지질이상증고지질혈증과 HDL콜레스테롤이 비정상적으로 낮은 수치를 나타내는 병태 환자는 걷는 거리를 늘리는 것이 좋다. 거리가 길수록 효과가 크니 자유롭게 즐겨보자. 고요산혈증혈액 내에 요산 농도가 비정상적으로 높은 것 환자도 고혈압 환자와 마찬가지로 느린 속도로 걷는 것이 좋다. 강도 높은 걷기는 좋지 않다. 허혈성심질환일부 심장 근육에 혈액 공급이 부족해져 생기는 질환이나 만성폐색성폐질환폐 기능 상 폐색 장애 환자는 개인차가 크니 지치지 않을 정도의 속도로 시작해 서서히 속도를 올리면서 긴 거리를 걸으면 좋다.

나이와 시간을 고려하면 효과는 더 커진다

걷기의 강도는 시간과 속도에 따라 달라진다. 그리고 코스에 비탈길을 넣으면 단시간에 부하가 큰 운동을 할 수

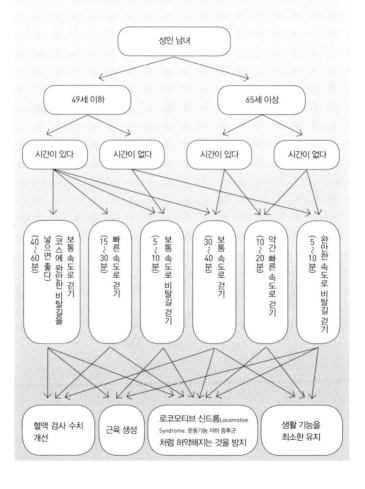

| 추천하는 걷기와 달성하기 좋은 목표의 흐름도 |

※ 50~64세의 경우는 체력, 운동 능력이나 질병의 유무에 따라
'49세 이하' 또는 '65세 이상'을 선택할 것.

성인 남녀

49세 이하

65세 이상

시간이 있다

시간이 없다

시간이 있다

시간이 없다

보통 속도로 걷기
(코스에 완만한 비탈길을
넣으면 좋다)
(40~60분)

빠른 속도로 걷기
(15~30분)

보통 속도로 비탈길 걷기
(5~10분)

보통 속도로 걷기
(30~40분)

약간 빠른 속도로 걷기
(10~20분)

완만한 속도로 비탈길 걷기
(5~10분)

혈액 검사 수치 개선

근육 생성

로코모티브 신드롬Locomotive Syndrome, 운동기능 저하 증후군 처럼 허약해지는 것을 방지

생활 기능을 최소한 유지

제2장 그 걷기, 독이 됩니다

있다. 나이에 따라서도 달라지는데 예를 들어 49세 이하인지 65세 이상인지에 따라 운동 효과가 달라진다. 시간이 있고 없고에 따라 걷는 방식을 다양하게 고민해보면 좋을 것이다.

자신에게 어떤 걷기가 맞을지는 앞의 표를 참조해 판단하면 된다. 물론 이 표는 어디까지나 대략적인 기준이다. '49세 이하'라고 해도 49세와 25세의 체력은 상당히 다르고, 65세 이상도 마찬가지이다. 65세와 80세의 체력은 큰 차이가 있다. 일단 걸어보고 부족하다 싶으면 걷는 속도를 올리거나 시간을 늘리고 또는 비탈길이 있는 코스를 걷는 등 강도를 서서히 높여보자.

속도나 심박수도 신경 쓰지 말자

걸으면서 맥박이나 속도를 일일이 체크하는 사람도 있다. 잘못된 것은 아니지만 그렇다고 좋은 습관도 아니다. 왜냐하면 심박수는 신장이나 체중처럼 개인차가 매우 크기 때문이다. 이상적인 심박수란 대체로 그 연령대의 평균치이다.

'나는 ○○살이니까 심박수는 ××가 좋아'라고 생각하는 것은 모든 면에서 그 연령의 평균적인 몸일 때 가능한 이야기이다.

이러한 관점을 이해 못 하는 것은 아니지만, 이상적인 심박수라는 것 자체가 말이 안 된다. 예를 들어 남자는 키를 모두 170센티미터로 통일해놨다는 이야기가 되기 때문이다. 일반적으로 운동 중 최대 심박수는 나이가 들면서 느려지지만, 특별히 질병이 없는 한 큰 차이는 없다. 건강한 사람은 1분에 50도 떨어지지 않는다.

나이에 따른 차이보다는 개인차가 더 크다. 키가 작은 사람은 심박수가 높아지는 경향이 있어 20세의 키 큰 사람과 70세의 키 작은 사람을 비교하면 70세의 키 작은 사람의 심박수가 높은 경우도 있다. 예를 들어 전자가 1분에 170이고 후자가 180인 경우도 있는 등 개인차가 크다. 심부전 환자의 경우 110을 넘지 못한다.

이러한 이유에서 걸을 때 심박수는 신경 쓸 필요가 없다. 이보다는 심기능이나 부정맥에 주의해야 한다. 체력을 키우고 싶다면 조금 숨이 찰 정도로 걸으면 충분하다.

처음에는 평지,
익숙해지면 비탈길도 코스에 넣는다

오르막과 내리막이 있는 코스는 강도가 높다. 그래서 계단이나 비탈길이 있는 코스는 체력을 키우고자 할 때 제격이다. 단, 비탈길은 중년 이하의 체력 강화를 위한 운동으로는 괜찮지만, 고령자나 체력이 약한 사람에게는 무리가 될 수 있다.

그래서 처음에는 평지부터 시작하는 것이 좋다. 물론 65세 이상이라도 체력이 되고 시간이 없다면 비탈길을 걸어도 상관없다. 자신의 체력에 맞춰 조절하면 된다. 비탈길을 걸어보고 조금 힘들다 싶으면 업다운이 없는 코스로 돌아간다. 또는 평탄한 코스를 걷다 여유가 생기면 다음 날은 업다운이 있는 코스를 걸어보자. 이렇게 매일 매일 자신의 체력에 맞춰 코스를 정하는 것이 가장 좋다.

이상적인 것은 평지와 업다운이 있는 길이 섞인 코스인데, 모든 근육을 골고루 단련할 수 있기 때문이다. 오르막길을 걸을 때는 대퇴사두근이라는 넓적다리 근육을 주로 사용하고, 내리막길을 걸을 때는 무릎 아래 전경골근종아리에 있는 근육 중 하나이나 정강이 주위의 경골근을 주로 사용한다.

그래서 업다운이 있는 길을 걸으면 근육을 고루 단련할
수 있다.

평지든 업다운이 있는 곳이든 걸을 때는 항상 하퇴삼두
근을 사용한다. 흔히 장딴지 근육이라고 하는 하퇴삼두근은
비복근종아리 뒤쪽의 두 갈래로 갈라진 근육과 넙치근하퇴삼두근을 구성
하고 있는 근육을 가리킨다.

근육이 거의 없는 마라톤 선수들의 몸 중에서 유일하게
근육이 붙어 비대해진 부위가 장딴지이다. 장딴지는 제2의
심장이라고도 하는데, 걷기를 통해 장딴지를 단련하면 전신
의 혈액순환이 좋아진다.

평소 운동을 전혀 하지 않는 사람은 집 근처의 평지를
20분 걷는 것부터 시작해보자. 차량의 통행이 적은 곳이나
시간대를 고르면 교통사고를 당할 위험성을 줄일 수 있다.
익숙해지면 비탈길이 있는 코스를 걷는다. 계단이 많은 절이
나 공원 등이 좋다. 규모가 큰 역 한쪽 출구에서 가장 먼 출
구로 이동하는 것도 업다운이 있는 걷기 코스로 좋다.

코스를 수시로 바꿀 필요는 없다
중요한 것은 꾸준히 하는 것

걸을 때 매일 같은 코스만 걷지 말고 다양한 코스를 정해놓고 날마다 바꾸면서 걷는 것이 좋다는 의견도 있지만 이는 개인의 취향 문제이다. 매일 같은 코스를 걸으면 질리는 사람은 코스를 바꿔서 걸어도 좋지만, 항상 같은 코스를 걷는 것이 꼭 나쁜 것은 아니다. 익숙한 코스에 애착을 갖고 걷는 사람도 있을 것이다. 자신에게 맞는 코스라는 생각에 안심이 될 수도 있고 아는 사람들과 인사를 나누는 것이 즐거울 수도 있다. 내 경험으로는 걷기를 오래 지속하는 사람들은 항상 같은 코스를 걷는 경향이 있다. 마치 "맥주는 뭐니 뭐니 해도 산토리 프리미엄 몰츠가 최고지", "무슨 소리! 맥주는 역시 아사히 슈퍼 드라이지"라고 말하는 경우처럼, 몇십 번, 몇 백 번 걸어보고 자신에게 가장 맞는 코스를 찾게되는 것이다.

같은 코스도 꾸준히 걸으면 확실히 효과는 나타난다. 단, 대퇴부를 단련하고 싶으면 비탈길이 많은 코스를 걷고, 체력이 부족하면 평지를 선택한다. 코스에 따라 효과는 다소 차이는 있지만 보통은 이런 저런 시도 끝에 자신에게 맞는 코스를 찾아 정착하게 된다.

　　같은 코스를 걸으면 그날그날의 체력이나 컨디션을 확인할 수 있다는 장점이 있다. 매일 반복되는 코스지만 어떤 날은 몸이 가볍게 또는 무겁게 느껴지고 피로감도 다르다. 몸이 무겁게 느껴지거나 평소보다 피곤하다고 느껴질 때는 피로가 쌓였거나 체중이 는 경우 등 나름의 이유가 있다.

　　피로가 쌓였을 때는 무리하지 말고 일찍 잠자리에 들어 휴식을 취하자.

　　체중이 늘었다면 식사를 개선해야 한다.

　　컨디션이 좋을 때는 몸이 가볍게 느껴질 것이다. 물론 운동 습관이 들지 않은 사람은 처음에는 몸이 무겁게 느껴질 수 있지만, 하다 보면 분명 이전보다 걷는 것이 편해지거나 쉽게 지치지 않는 등 변화가 있을 것이다. 이는 체력이 좋아졌다는 증거이다. 단, 낙엽이 쌓인 돌길이나 비가 내린 계단 등은 미끄러질 위험성이 있으니 이런 길은 코스에 넣지 않도록 한다. 미끄러지기 쉬운 길은 피해야 부상당할 염려가 없다.

신발은 목적에 따라 3종류로
걸을 때는 워킹 슈즈를 신는 것이 확실히 좋다

비탈길이나 계단이 어느 정도 섞인 코스를 자주 걸을 때는 하이킹 슈즈로도 신을 수 있는 신발이 좋다. 산을 오르는 등 본격적인 하이킹을 할 때는 발목까지 고정되어 있고 바닥이 두꺼운, 짱짱한 하이킹 슈즈를 신는다. 경사면을 한 발 한 발 오를 때는 스피드는 중요하지 않고 발목이 움직이지 않도록 고정되어 있고 딱 맞는 두꺼운 슈즈가 적당하기 때문이다.

하이킹을 하는 장소들은 일반 도로처럼 포장되어 있지 않다. 나무 뿌리나 돌, 바위를 잘못 밟아 다치거나 또는 발목을 삐거나 구르지 않도록 바닥이 미끄럽지 않고 두꺼워서 안정감이 있는 신발을 신도록 한다. 단, 비탈길을 걸을 때는 하이킹 전용 슈즈까지는 필요 없다. 발목까지만 고정되어 있으면 어지간한 부상은 피할 수 있다.

걷기만 할 거면 워킹 슈즈나 하이킹 슈즈를 신고, 조깅도 할 거면 바닥이 얇고 가벼운 조깅 슈즈를 신는다.

이 세 가지만 있으면 충분하다.

신발은 너무 크면 불안정하고 작으면 발이 까지거나 발톱을 다칠 수 있으니 자기 발에 맞는 사이즈를 고르는 것이 중요하다. 신발 앞코까지 발가락을 넣었을 때 뒤꿈치에 검지 하나가 들어갈 정도의 여유가 있는 것을 고른다. 뒤꿈치를 신발 뒤에 바짝 붙였을 때는 엄지발가락 앞으로 손톱 하나 길이인 1센티미터 정도의 여유가 있으면 된다.

발 사이즈는 아침과 밤이 다르다. 심장이나 신장에 질병이 없으면 아침에는 발이 붓지 않는다. 저녁에는 혈액이 하반신으로 쏠리는 경향이 있어 아무래도 발이 부어 커진다. 그래서 아침에 신발을 살 때는 조금 큰 것을 사고, 하루 종일 서서 일하거나 앉아서 일하다 저녁 이후에 신발을 사러 갈 때는 딱 맞는 사이즈를 고르는 게 좋다.

발 사이즈는 그때그때 조금씩 다르기 때문에 신을 때마다 발 상태에 맞춰 조정해줘야 한다. 걸어보고 조정이 필요할 때는 깔창이나 양말의 두께를 이용한다. 신발 끈을 다시 매서 조정하는 방법도 있다. 다리가 부었을 때는 느슨하게 메고 붓지 않았을 때는 타이트하게 묶는다. 신발 끈은 신을 때마다 다시 묶어 신발이 발에 잘 맞게 조정한다.

맨발로 신발을 신으면 다치기 쉬우므로 양말은 꼭 신

도록 하자. 맨발로 신으면 발이 까질 수 있고 땀이 나면 신발 안이 끈적거려 불쾌한 느낌이 든다.

운동이 될까 싶지만
건강, 장수와 근력 강화에 효과가 큰 걷기

강도 높은 10분 걷기를 1년 동안 계속하면 최대 산소 섭취량이 20~30퍼센트 높아진다는 연구 보고가 있다. 최대 산소 섭취량이 늘어나면 심폐 기능이 좋아지기 때문에 건강 과 장수에 큰 효과가 있다. 비탈길을 걷거나 빨리 걷는 것이 힘들 때는 천천히 시간을 들여 걸어도 어느 정도 효과를 기 대할 수 있다. 강도가 낮은 걷기도 한 시간 지속하면 하반신 의 근력이 강화돼 근육 내 대사에 도움을 준다.

결론은 시간은 없고 체력이 있을 때는 강도 높은 걷기 를 10분이라도 하면 좋고, 체력이 좋지 않을 때는 천천히 평 탄한 길을 한 시간 정도 걸으면 좋다는 이야기이다.

자신에게 맞는 방법을 찾아 즐기면 된다.

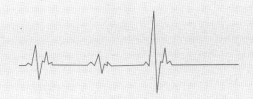

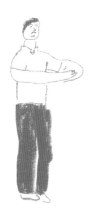

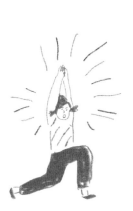

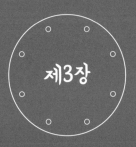

제3장

그 조깅, 독이 됩니다

걷기 다음으로 인기가 있는 것이 바로 조깅이다.

일본의 국립건강영양연구소에서는 1시간에 6.4킬로미터 이상으로 뛰는 것을 러닝, 그 이하를 조깅으로 정하고 있는데, 너무 느린 것 아닌가 싶다. 내 감각으로는 한 시간에 7킬로미터 정도까지는 걷기이다. 한 시간에 7킬로미터는 빠른 걸음 정도로, 걸음이 빠른 남성이라면 어려움 없이 걸을 수 있는 속도이다.

7킬로미터 이상이면 달리는 조깅에 해당한다.

주식회사 알비즈R-bies가 발표한 '러닝 데이터 2015'에 따르면 풀 마라톤의 평균 기록은 남성 주자(전국 24만 6646명) 4시간 36분 49초, 여성 주자(전국 6만 6847명) 5시간 7분 55초이다.

대충 중간을 잡아 5시간으로 계산하면 한 시간에 8.5킬로미터가 된다. 러닝은 레이스에 출전하거나 경기하는 정도의 속도이다. 올림픽 선수 정도 되면 풀 마라톤에서 남성은 한 시간에 20킬로미터, 여성은 18킬로미터 정도이니 조깅과는 상당한 차이가 있다.

일반적으로 조깅의 목적은 건강 증진이나 다른 운동을 하기 전 준비운동이며, 이야기를 하면서 달릴 수 있는 정도의 속도가 적당하다. 조깅은 걷기의 1.5~2배의 열량을 소비한다. 한 시간 조깅하면 두 시간 걸은 것과 같다는 이야기이니, 단순 계산을 하면 다이어트 효과는 두 배가 된다.

마라톤은 취미로도 인기가 있어 완주가 인생 최고의 보람이라는 사람들도 있을 정도이다. 반면 마라톤을 너무 힘들어하는 사람들도 있다. 초등학교나 중학교 때 교내 마라톤 대회를 떠올려보면 전자와 후자 중 자신이 어디에 속하는지 알 수 있을 것이다.

만일 그때 뛰는 것이 너무 힘들었다면 무리해서 조깅을 할 필요는 없다. 힘든 것은 오래 가지 않기 때문에 자신에게 맞는 다른 스포츠를 찾아 즐기는 것이 좋다.

마라톤이 그리 싫지 않다면 건강 유지를 위해 한 번 해 보자. 빨리 달리려면 거리와 시간을 늘려 트레이닝량을 늘려야 한다.

이번 장에서는 달릴 때 부상당하지 않기 위해 주의해야 할 점들을 소개한다.

3만 보가 힘들면 풀 마라톤은 무리

마라톤은 42.195킬로미터를 달린다. 이를 걸음수로 환산하면 4만 보 이상이다. 마라톤을 전문으로 하는 사람들은 보통 트레이닝으로 한 달에 800~1000킬로미터를 달린다(취미로 하는 사람도 한 달에 300~500킬로미터 정도는 달린다). 이는 하루에 30킬로미터 이상, 걸음수로는 3만 보 이상 달린다는 이야기이다.

운동을 하지 않는 사람에게는 매우 길게 느껴지겠지만, 마라톤을 하는 사람들에게 3만 보는 그리 힘든 일은 아니다. 바꿔 말하면 마라톤 완주는 3만 보를 걸을 수 없으면 힘들다는 이야기이다.

3만 보를 걷지 못하면 대회에 나가도 42.195킬로미터를 완주하지 못하고 중도에 포기할 가능성이 높다.

3만 보를 걷게 됐다면 이번에는 그의 절반인 1만 5천 보도 좋으니 달려보자. 이것이 가능해지면 그 다음은 2만 보, 3만 보로 늘려서 달린다. 이렇게 서서히 늘려가지 않고 갑자기 풀 마라톤을 달리는 것은 무모한 짓이다. 마라톤을 위해서는 철저한 준비가 필요하다.

'내 인생에 한 번은 풀 마라톤을 완주하고 싶다!'는 목표를 갖는 것은 좋으나, 지금까지 한번도 제대로 달려본 적 없는 사람까지 도전정신만 가지고 참가하는 것은 곤란하다.

도쿄 마라톤이나 호놀룰루 마라톤 같은 본격적인 대회에도 이런 가벼운 마음으로 참가하는 사람들이 많은 것 같다. 지금까지 등산이라고는 해본 적 없는 사람이 갑자기 에베레스트 산 등정을 목표로 하는 경우와 비슷한 이야기이다. 이런 대회에 나가 다치지 않고 괜찮은 기록으로 완주하고 싶다면 먼저 3만 보를 걸을 수 있는지 시도해보자. 1만 보로는 턱없이 부족하다.

폼은
신경 쓰지 말자

　걷기도 그렇지만 조깅을 할 때도 자세에 지나치게 신경 쓰는 사람들이 있다. 어린이나 젊은 세대들 중에서 경기 스포츠로 마라톤을 시작하는 경우라면 물론 바른 자세를 배우는 것이 중요하다. 그러나 나이가 들어가다 보면 이상적인 자세로 달리기는커녕 걷는 것조차 힘든 경우가 많다. 허리, 무릎에 통증이 있거나 과거에 다친 곳이 있거나 또는 다리의 좌우 길이가 다른 경우 등 나이가 들수록 몸 여기저기 안 좋은 곳이 생기기 때문이다. 또, 뇌졸중을 앓았다면 걷는 것이 부자연스러운 것은 당연하다.

　이상적인 자세에 지나치게 신경 쓰다 보면 달리지 못하게 될 수도 있다. 오랫동안 뛰면서 생긴 습관을 갑자기 바꾸는 것 자체가 쉽지 않은 일이다. 스포츠 선수나 지도자들처럼 완벽한 폼을 추구할 필요는 없다.

　물론 바른 자세로 달리는 것이 가장 좋기는 하다. 그러나 바른 자세를 배워도 그때뿐이고 금세 원래대로 돌아간다. 고무줄을 쭉 잡아당겼다가 놓으면 바로 줄어드는 것과 같은 원리이다. 무리해서 자세를 바로 잡으려고 하면 스트레스를 받아서 오히려 빨리 달리지 못하게 될 수 있다. 그러다 달리는 것 자체가 싫어져서 그만둔다면 이것이야 말로 본말이 전도되는 것이다.

나이 들어 골다공증으로 등이 굽으면 이를 바로 세우는 것은 불가능하다. 자신의 몸의 노화를 받아들이고 그 이상 심해지지 않도록 현상 유지에 힘쓰는 것이 중요하다. 허리나 등이 굽은 사람은 그 자세로 걷고 그 이상 나빠지지 않도록만 신경 쓰면 된다. 더 좋은 자세를 습관들이는 것은 생각만큼 쉽지 않다.

바르고 이상적인 자세는 분명 있지만 여기에 너무 신경 쓸 필요는 없다는 이야기다. 올림픽이나 국제 대회에서 훌륭한 기록을 낸 선수들을 보면 하나같이 자신들만의 폼, 즉 버릇이 있다. 마라톤에서 좋은 기록을 낸 선수들이 모두 자세가 좋았던 것은 아니라는 이야기다. 야구도 마찬가지이다. 일류 투수나 타자들도 모두 특유의 버릇이 있다.

바른 자세가 좋은 기록으로 직결되는 것은 아니다. 단, 바른 자세로 달리면 부상의 위험성을 줄일 수 있다. 조깅이나 마라톤을 하다 보면 아무래도 무릎이나 허리, 고관절, 발목 등 관절에 무리가 올 수 있다. 근육이 파열될 수도 있다. 근육 파열은 체중이 좌우로 균등하게 분산되지 않고 한쪽으로 쏠릴 때 입기 쉬운 부상이다. 바른 자세로 달리지 않으면 한쪽 다리에 부하가 쏠리면서 그쪽 무릎과 발목에 무리가 오기 쉽다. 부상당하지 않으려면 전문가에게 바른 자세, 더 좋은 달리는 방법을 배우는 것이 좋다는 주장은 그러므로 일리가 있다. 그런데 조깅이나 마라톤을 기초부터 배우는 사람은 별로 없다. 혼자서도 충분히 시작할 수 있는 운동이기 때문일 것이다. 그래서 자기 방식대로 달리는 사람이 많은 것 같다. 무리하지 않고 자신의 몸 상태에 맞게 달린다면 큰 문제가 없겠지만, 부상 예방을 위해 처음 시작할 때 전문가의 도움을 받아 자세 교정을 시도해보는 것도 좋다.

마라톤은 '스포츠 심장'의 원인이 될 수 있다

마라톤을 계속 하면 심장 근육이 늘어나 확장되는 스포츠 심장이 될 수 있다. X-ray로 찍어 보면 심장이 확장됐을 때 부피가 보통 사람보다 상당히 비대해 보인다. 심장이 확장되면 편히 쉴 때의 맥박이 1분에 40정도로 현저하게 느려지고 부정맥이 나타나는 경우도 있다. 너무 느려져 자다가 심장이 멈출 수 있어 페이스 메이커심장의 기능이 정지했을 때 인공적으로 자극 펄스를 주기 위해 사용하는 전자 장치를 이식해야 하는 상황도 생길 수 있다.

보통 사람의 심박수는 70~80정도이고 담배를 피는 사람은 90~100정도이다. 마라톤을 하는 사람은 40~50이니 담배를 피우는 사람의 절반 정도밖에 안 되는 셈이다. 수면 중에 30대로 떨어지는 경우도 있다.

스포츠 심장은 수영이나, 스키, 크로스 컨트리 같은 운동을 오랫동안 하면 나타날 수 있는 증상인데, 특히 마라톤을 하는 사람들에게서 많이 나타난다.

스포츠 심장이 되지 않으려면 적당히 하고 너무 빠져들지 않는 것이 좋지만, 좋아서 할 때 거기까지 생각하는 사람은 없다. 게다가 마라톤을 한다고 모두가 스포츠 심장이 되는 깃도 아니니 더 그럴 것이다. 그러나 좋아하는 종목에 빠져 정신없이 하다 보면 자신도 모르는 사이 몸에 무리가 올 수 있으니 항상 주의해야 한다.

완주보다
기권하는 용기가 필요하다

조깅을 하는 사람들의 최종 목표는 마라톤 대회에 나가 좋은 기록으로 들어오는 것인 경우가 많지만, 처음에는 기록보다는 완주를 목표로 달리는 사람들이 대부분이다.

완주하지 못하면 큰 굴욕감을 느끼는 사람들도 있다. 그러나 완주에 집착하면 컨디션이 안 좋을 때도 무리하게 된다. 무리를 하다 도중에 쓰러지는 경우도 있으니 이럴 경우 기권하는 용기도 필요하다.

기록에 대한 집착이 생기면 연습할 때 달리는 거리가 늘어나고 빨리 달리려고 욕심을 부리다 자세가 망가져 다치기 쉽다.

모든 운동이 그렇지만 잘하는 방법은 연습밖에 없다. 건강 목적으로 시작해도 계속하다 보면 피로나 몸의 무리, 부상 등 몸 어딘가에 문제가 나타나기 시작한다. 주식 투자처럼 운동도 열심히 할수록 하이 리스크 하이 리턴이 된다. 다소 강도가 높은 운동은 연습으로는 좋지만 그와 동시에 부상 등 몸에 독이 될 위험성을 높인다. 다치지 않으려면 적당한 선에서 자제하는 것이 중요하다.

너무 마른 체형은
골다공증에 걸릴 위험이 크다

근육이 많아져 몸이 무거워지면 좋은 기록을 내기 어렵기 때문에 마라톤을 하는 사람들은 대부분 말랐다. 그러나 너무 마른 것은 좋지 않다. 나중에 피로골절뼈에 과도한 스트레스가 지속적으로 쌓여 미세한 골절 형태로 나타나는 부상이나 골다공증에 걸릴 위험성이 커지기 때문이다.

평소에 너무 많이 뛰어도 피로골절이 생길 수 있다. 교통사고나 넘어져서 뚝 하고 부러지는 것과는 다르지만, 피로골절도 한 번 나타나면 뼈가 약해져 이전처럼 달리지 못하게 된다. 피로골절이 되면 걷기만 해도 아파서 평소처럼 달리지 못한다. 크게 넘어지거나 어떤 자극을 받아서 생기는 것이 아니고 달리다 통증이 나타나면서 갑자기 잘 못 뛰게 되는 것이다.

우승이 목표인 선수들은
부상을 각오하고 연습한다는 걸 기억하자

조깅만 그런 것은 아니고 모든 운동은 지나치면 부작용이 나타난다. 뼈가 약해질 수 있고 심장이 확장되거나 비대해질 수 있으며 적혈구가 파괴될 수 있다. 콕 짚어 몇 년이라고 말하기는 어렵지만 10~20년 정도로 오랫동안 운동을 과하게 하면 피로골절이나 스포츠 심장, 스포츠 빈혈, 관절의 고장 등 다양한 부상을 입을 위험성이 커진다.

물론 운동선수들은 부상을 각오하고 연습한다. 부상 직전까지 몰아붙여 연습하는 극한 상황에 놓여 있는 것이다. 선수 10명 중 2~3명은 부상당할 위험성이 있지만 남은 7~8명으로 팀을 꾸릴 수 있기 때문에 지도자들은 부상 직전까지 혹독한 훈련을 시킨다. 사실 운동선수들은 그렇게 하지 않으면 승리할 수 없다. 그러나 취미로 하는 사람들은 그렇게까지 혹독하게 할 필요는 없다.

신발은 가벼우면 기록이, 무거우면 근력이 향상된다

리듬감 있게 빨리 달리려면 신발은 가볍고 부드러운 것이 좋다. 조깅할 때 얇고 가벼운 신발을 신으면 기록 향상에 도움이 된다. 맨발에 가까운 상태가 되기 때문에 작은 돌만 밟아도 그 충격이 고스란히 발로 전달되지만, 육상 경기장이나 도로에는 돌이 거의 없기 때문에 크게 신경 쓰지 않아도 된다. 이런 전제 하에 목적에 맞게 만들어진 것이 바로 조깅 슈즈이다.

근력을 키우고 싶다면 무거운 신발을 신는 것이 좋다.

신발은 목적에 따라 골라 신는다. 취향의 문제도 있으니 일단 신어보고 자신의 취향에 맞는 것을 고르자. 기록에 신경 쓰지 않고 뛸 때는 상관없지만, 기록을 향상시키고 싶다면 10그램이라도 가벼운 신발이 도움이 된다. 10그램이 별것 아닐 것 같지만 3만 보 정도 걸으면 피로감이 확실히 달라진다.

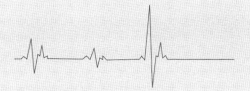

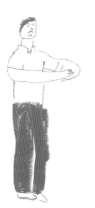

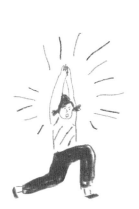

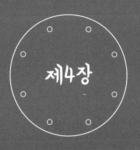

제4장

그 근력운동, 독이 됩니다

근력운동의 최적 횟수
근거 없다

근력운동은 일반적으로 횟수를 기준으로 하는 사람들이 많은데, 걷기나 조깅처럼 개인차가 커서 이를 일률적으로 몇 번이 좋다고 말하기는 어렵다. 복근 운동을 예로 들면 요즘은 100번이 기본이지만 내가 젊었을 때는 100번으로는 부족하다며 300번 정도 시켰다. 근육을 만들기 위해 꽤 강도 높게 하는 것이 주류였던 것이다. 300번이나 같은 동작으로 복근 운동을 하고 나면 상당히 지친다.

운동선수들의 경우도 시즌이 끝나는 시점에 테니스나

야구, 축구 등 본 운동의 동작이 생각대로 되지 않거나 부상으로 이어지는 경우도 있다. 이러한 이유에서 지금은 지치지 않을 정도인 100회 미만이 기준이 됐는지도 모르겠다. 건강 유지가 목적이라면 100번도 많고 20~30번이면 충분하다. 가장 좋은 횟수는 나이나 성별, 체력, 목적에 따라 다르기 때문에 횟수 기준을 정할 때는 이런 부분들을 고려해야 한다. 이런 고려 없이 정해진 횟수는 근거가 없다.

건강 유지가 목적이라면 하루 10초도 충분하다

근력운동은 횟수뿐 아니라 트레이닝을 할 때 가해지는 부하(무게)나 속도, 휴식을 취하는 방식에 따라서도 그 효과가 달라진다. 큰 부하로 100번을 하면 부상당할 위험성이 커진다. 천천히 휴식을 취하면서 작은 부하로 하면 부상당할 걱정은 없다. 방법에 따라 위험성과 효과 모두 달라진다. 그리고 근력운동의 내용은 목적에 따라 달라진다.

건강 유지가 목적이라면 작은 부하로 하루에 10초 정도만 해도 1년에 300회 하면 효과는 있다.

　본격적으로 근력운동을 할 때는 워밍업이 필요하고, 식사도 중요하다. 잘 챙겨 먹지 않으면 지치기만 하고 근육은 잘 붙지 않는다. 조깅도 그렇지만 근력운동도 좋아하는 사람은 매일, 그것도 매우 철저하게 하는 경우가 많다. 힘든 운동을 매일 쉬지 않고 하다 다치는 사람이 적지 않다.

　세상사가 다 그렇듯 지나치면 부작용이 나타날 확률이 높아지니 적당히 하는 것이 중요하다. 스스로 어느 정도 하면 잘 다치는지 알게 되면 다치기 전에 '오늘은 이 정도로 끝내야겠군'하고 컨트롤할 수 있게 된다. 평소 습관적으로 운동을 해 익숙해져 있는 사람은 자신에게 맞는 횟수나 부하를 운동을 하면서 자연스럽게 알게 된다. 이는 감각적인 것으로 차를 운전하는 것과 비슷하다.

　반면 경험이 없는 사람은 헬스클럽에 다니면서 전문 트레이너가 지도하는 대로 하게 되는데, 이를 무조건 따라 하면 위험한 상황이 발생할 수도 있다. 근력운동하면서 다치지 않는 방법을 몇 가지 소개한다.

근력운동 좋아하는 것은
술 좋아하는 것과 비슷하다?

　　남성들 중에는 트레이닝을 할 때 부하나 스피드를 지속
적으로 늘려가며 자신의 한계를 시험해보고 싶어하는 사람
이 많다. 이는 매우 당연한 심리로, 주위에 자신보다 큰 부하
로 횟수도 많이 하는 사람이 있으면 '난 아직 멀었어', '대단한
사람이 많군'이라며 자극을 받아 한계에 더 도전하려는 경향
이 있다.

　　이렇게 되면 브레이크가 듣지 않게 된다. 술 좋아하는
사람이 처음에는 '오늘은 딱 한 잔만'이라고 해놓고 계속 술
을 시키는 것처럼, 근력운동을 좋아하는 사람도 '조금만 더',
'조금만 더' 하면서 멈출 줄을 모른다.

　　물론 이는 근력운동에만 한정된 것은 아니고 많은 종목
에서 나타나는 현상이다. 모든 운동이 그렇지만 죽을 때까지
건강한 생활을 보내기 위해 운동을 하는 것인지, 아니면 자
신이 잘 하는 종목에서 기록을 남기고 싶은지에 따라 트레이
닝의 방식은 크게 달라진다. 건강이 목적이라면 한계점까지
자신을 몰아붙여가면서까지 할 필요는 없다. 단, 부하가 너

무 작으면 근력을 효과적으로 높이기는 어렵다는 점은 고려하자.

근육통이 생길 때까지
하는 것이 좋다?

"근육통은 몸에 나쁘다", "근육통이 생기지 않을 정도로 하는 것이 좋다"고 잘못 알고 있는 사람이 많은데 근육통자체가 나쁜 것은 아니다. 오히려 근육통이 생기지 않을 정도로만 운동을 하면 근육은 강해지지 않는다. 근육통이 생길정도의 강한 부하를 가해야 근육이 발달하기 때문이다.

물론 고령자나 여성들이 많이 하는 슬로우 트레이닝처럼 천천히 시간을 들여 근육통이 잘 생기지 않게 트레이닝을하여 근육을 만드는 경우도 있다. 단, 이런 트레이닝은 시간이 걸리고 트레이닝을 했다는 만족감을 느끼기 어렵다.

근육은 트레이닝을 할 때 가해지는 부하로 근섬유가 잘게 파열되고 그 상처 난 부분이 회복되면서 더 강하고 두꺼워진다. 근섬유에 상처가 나면 염증을 일으켜 근육통이 생기고 근육통이 회복될 때쯤 근섬유는 상처 나기 전보다도 더 두껍고 강해진다. 근육은 이 과정을 반복하면서 서서히 늘어난다.

휴식 없이 근육은 붙지 않는다
부하가 큰 근력운동은 일주일에 2~3번이 이상적

근육을 만들려면 하드 트레이닝도 필요하지만 회복을 위한 휴식이 필요하고 근섬유를 만들기 위한 영양 보충도 중요하다. 유산소운동은 매일 하는 것이 좋지만 부하가 큰 근력운동은 일주일에 2~3번이 좋다고들 하는 이유도 상처 난 근섬유를 회복시킬 시간이 필요하기 때문이다(107페이지 참조).

근육통이 생겼을 때는 '무리했다'고 생각하지 말고 '근육이 강해졌다', '운동 효과가 나타났군'이라고 생각하자. 또 운동 후 근육통이 생겼다면 이는 운동 부족이라는 증거이기도 하다. 평소에 운동을 지속적으로 하면 근육통은 잘 생기지 않는다.

| 근육 발달의 메커니즘 |

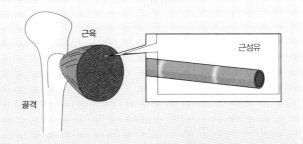

근육

골격

근섬유

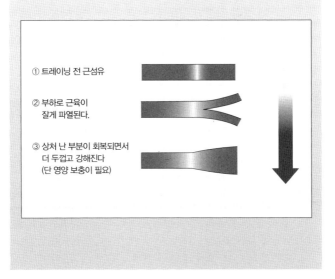

① 트레이닝 전 근섬유

② 부하로 근육이
   잘게 파열된다.

③ 상처 난 부분이 회복되면서
   더 두껍고 강해진다
   (단 영양 보충이 필요)

제4장 그 근력운동, 독이 됩니다

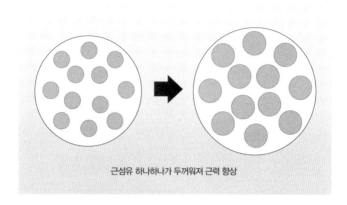

근섬유 하나하나가 두꺼워져 근력 향상

감기에 걸려 일주일 정도 운동을 쉬거나 일 때문에 트레이닝할 시간을 전혀 내지 못할 때가 있을 것이다. 이 정도의 공백이 생기면 근육통이 생긴다. 근육통은 의외로 짧은 사이클로 발생한다.

너무 쉬어도 좋지 않다
근력운동의 효과는 일주일 내에 사라진다

근력운동으로 빵빵해진 근육은 운동을 4~5일만 쉬어

도 원래대로 돌아간다. 일주일 정도 쉬면 그때까지의 노력이 수포로 돌아가니 조금 쉬어 근육이 꺼지면 완전히 원래대로 돌아가기 전에 다시 근력운동을 해야 한다.

이 과정을 반복하면 근육이 서서히 붙는다.

모든 운동이 그렇지만 조금씩 꾸준히 하는 것이 가장 좋다.

근력운동도 마라톤처럼 쉼 없이 매일 하면 지친다. 그렇다고 너무 쉬면 그때까지 힘들게 운동해 강하고 두꺼워지기 시작한 근육이 원래대로 돌아갈 수 있으니 '너무 약하지도 그렇다고 너무 과하지도 않은 중간'의 속도와 부하로 균형감 있게 꾸준히 하는 것이 이상적이다.

물론 이렇게 하는 것이 쉬운 일은 아니다. 술 좋아하는 사람이 매일 밤 술을 거르지 않듯 근력운동을 좋아하는 사람도 하루라도 운동을 하지 않으면 허전해한다. 운동이 일과가 되면 적당한 휴식을 취하면서 운동하는 것이 쉽지 않다.

너무 심한 근육통은 부하가 과한 것
1년 동안 운동을 못 하게 될 수도 있다

근육을 빨리 키우고 싶다는 욕심에 자신의 한계를 넘는 강도로 트레이닝을 하면 힘줄이나 인대를 다칠 위험성이 높아진다.

심한 근육통이 계속되는 것은 지나치게 강도가 높은 트레이닝을 하고 있다는 신호이다. 아파서 걸을 수 없을 정도의 근육통이 계속되고 통증뿐 아니라 열이 나고 붓는다면 이는 근육통이 심해져 근육피로에 빠진 상태이다.

이 지경까지 왔다면 트레이닝의 내용을 근본적으로 바꿔야 한다.

근육은 재생이 되지만 힘줄이나 인대는 한 번 다치면 잘 낫지 않기 때문에 다치지 않을 정도의 부하로 트레이닝을 해야 한다.

운동선수들은 한계 수준의 혹독한 트레이닝을 하기 때문에 힘줄이나 인대를 다치는 경우가 있다. 이렇게 부상을 당하면 적어도 몇 달, 길게는 1년 정도 운동을 쉬어야 한다. 힘줄이나 인대의 부상은 근력운동을 심하게 하는 경우 한 번에도 다칠 수 있지만, 그보다는 힘든 운동을 반복적으로 할 때 자주 발생한다. 이는 근력운동뿐 아니라 야구나 테니스 등 어떤 종목에서도 생길 수 있는 부상이다. 육체노동 중에도 발생한다.

근육통이 생기지 않을 정도의 가벼운 근력운동은 매일 해도 무방하지만, 부하가 큰 힘든 근력운동은 일주일에 3번 정도 하는 것이 좋다. 트레이닝을 한 다음 날은 쉬고 그 다음 날 다시 트레이닝을 하는 격일제를 추천한다.

처음에는 가볍게 시작해도 계속하다 보면 가벼운 부하로는 만족이 안 돼 어느새 강도가 높아지는 경우가 있다. 그다지 심한 근육통이 없어 계속하다 보니 자신도 모르는 사이 부하가 과도하게 커져 있는 것이다. 즉, 가볍게 할 생각으로 시작해도 매일 반복하다 보면 자신도 모르는 사이 부상으로 이어지는 경우도 있으니 주의가 필요하다.

근육은 하루아침에 생기지 않는다
한 달 이상 걸린다

열심히 근력운동을 하면 어느새 근육이 차올라 근육질 몸매가 됐다고 느껴질 때가 있는데, 이는 일시적인 현상일 수 있다.

그보다는 근육이 피로 때문에 부었다는 표현이 맞을 것이다. 근육이 빵빵하게 차오르면 근육질 몸매가 됐다고 생각하고 더 열심히 트레이닝을 하게 되지만 사실은 운동을 하면 심박수가 오르는 것처럼 근육이 일시적으로 팽팽해진 것뿐이다. 물론 이 상태가 지속되면 조금씩 근육은 붙는다.

근육량을 늘리는 데는 시간이 필요하다. 어느 정도 하면 어느 정도의 근육이 생긴다는 규칙은 없지만, 근력이 강해지는 데는 적어도 2~3주, 실제로 근섬유가 두꺼워지는 기간까지 고려하면 1~2달은 걸린다.

근력운동을 2~3주 하면 근육은 늘지 않아도 같은 중량의 부하가 이전보다 가볍게 느껴져 근력이 강해졌다는 것을 실감할 수 있다. 이는 근육이 그 운동에 익숙해져 효율적으로 근육을 쓸 수 있게 됐기 때문이다.

근육은 금세 빠진다
빠지는 건 만들 때의 두 배 속도

근육은 만들기는 힘들지만 빠지는 것은 순간이라는 사실을 꼭 기억해두자.

근육을 키우는 데 걸리는 기간을 1이라고 하면 근육이 빠지는 속도는 2정도이다. 이는 근력과 지구력도 마찬가지이다. 지방은 이와는 정반대로 쉽게 늘지만 빼는 것은 쉽지 않다.

한 달 동안 고생해 근육을 만들어도 2주만 운동을 쉬면 애써 만든 근육이 빠져 원래대로 돌아간다.

엄밀히 말하면 근육이 완전히 빠지는 것은 아니고 거의 바닥을 드러낸다고 보면 된다.

1년 동안 열심히 트레이닝을 해서 근육을 탄탄하게 키워도 운동을 쉬면 6개월도 안 돼 운동을 시작하기 전 상태로 돌아가버린다. 여기서 6개월을 더 쉬면 두 말할 것도 없이 근육량은 큰 폭으로 감소한다. 고령자의 경우는 그 폭이 더 크다. 나이가 들면 하반신 골절로 몸져눕게 되는 경우가 많은데, 이렇게 누워서 생활하게 되면 근육이 상당히 빠른 속도로 줄어든다.

직장에 다니거나 집안일을 하는 등 평범하게 일상생활을 하면 운동을 쉬어도 (근육이 만들 때보다는 빨리 빠져도) 몸져누운 상태에 비하면 서서히 빠진다. 일상생활 속에서 근육을 쓰면 급격히 빠지는 일은 없다. 물론 평소 운동을 하지 않으면 나이가 들면서 느리긴 하지만 확실히 근육량이 줄어든다. 나이가 들면서 근육량이 주는 것을 막아 일상생활을 잘 유지하고 싶다면 평소에 적절한 운동을 해주어야 한다.

근육은 생기지 않아도 등 근력과 다리 근력이 향상된다

모든 사람이 다 그런 것은 아니지만 근육은 대체로 여성보다 남성이, 고령자보다 젊은 세대가 잘 생긴다. 즉, 젊은 남성은 근력운동을 하면 근육이 잘 생기지만 고령의 여성은 아무리 열심히 근력운동을 해도 근육이 쉽게 늘지 않는다. 단백질을 잘 챙겨 먹고 탄수화물은 최대한 줄이고 아무리 열심히 운동을 해도 쉽게 근육이 생기지 않는 경우가 있다는 이야기이다. 이럴 경우 운동량을 늘리기 쉬운데 그에 비례해 부상당할 확률이 높아지니 무리하지 않는 것이 좋다.

고령자나 여성은 근육이 잘 생기지 않는 체질이라는 점을 기억해두자.

근육량은 늘지 않아도 근육이 활성화되면 근력이 향상된다. 특히 등 근력과 다리 근력이 좋아진다. 그 이유는 트레이닝을 계속하면 뇌와 신경, 근육이 그 움직임을 기억해 잘 움직일 수 있게 되기 때문이다. 여기에 드는 기간은 2~3주 정도이다. 근섬유가 늘기 전에 근력이 좋아졌다고 느끼는 것은 이 때문이다. 트레이닝을 계속하면 개인차는 있지만 한두 달 후에는 근육량이 증가한다.

근력운동을 하면
지방이 근육으로 바뀐다는 말은 거짓말

다이어트를 할 때 대부분 근력운동으로 지방을 줄이고 근육을 늘리려고 한다. 물론 이것이 이상적이기는 하지만 앞서 말했듯이 근육은 그렇게 쉽게 늘지 않는다. 그리고 근력운동을 하면 지방이 근육으로 바뀐다고 생각하는 사람들이 많은데 전혀 그렇지 않다.

지방은 운동을 통해 에너지를 소비하거나 당 대사와 지질 대사 등이 좋아지면서 조금씩 줄어든다. 공복 상태만 유지해도 지방은 감소한다.

반면 근육은 트레이닝으로 상처 난 근섬유가 회복될 때 강해지고 두꺼워지면서 서서히 늘어난다. 즉, 지방과 근육은 별개로, 근력운동을 했다고 해서 지방이 그대로 근육으로 바뀌는 일은 없다. 근력운동은 지방을 빼기 위한 운동이 아니라 특정 부위의 근육을 늘리는 운동이다.

트레이닝을 할 때 사용하는 근육은 어떤 동작이냐에 따라 각기 다르다. 예를 들어 팔꿈치를 굽히는 굴곡운동이나 팔굽혀펴기를 할 때는 상완이두근, 상완삼두근, 대흉근 등이 단련돼 팔과 가슴이 커진다. 대퇴근육은 자전거를 타거나 스쿼트를 하면 강해지고 커진다. 장딴지 근육은 좀 더 시간이 걸리는데, 조깅이나 걷기를 하면 두꺼워진다. 이렇게 근육은 부분적으로 강화할 수 있다.

이에 반해 지방은 특정 부위만 빠진다기보다 지방의 대사가 촉진되면 전신의 지방이 서서히 빠진다. 특정 부위만 빠지는 경우도 없지는 않지만 많지 않다. 예를 들어 복부 지방은 조깅 등 유산소운동을 열심히 하면 느리지만 뺄 수 있고, 유산소운동과 함께 상체를 비트는 복근운동을 많이 하면 조깅만 했을 때보다 더 잘 빠진다. 하지만 쉬운 일이 아니다.

근육이 생기면 지방이 빠졌다고 느낄 수 있는데 이는 근육이 커지면서 지방이 밀려 얇게 퍼진 것이다. 지방층이 전체적으로 얇아져 양에는 변화가 없지만 빠진 것처럼 보이는 것이다. 운동뿐 아니라 식사에도 신경 쓰면 지방이 더 잘 빠져 감량 효과가 커지는 것은 분명하다.

운동을 하지 않으면
근육에 지방이 낀다

나이가 들어서도 운동하는 습관을 들이지 못하면 근육이 점점 줄고 지방이 끼게 된다. 비유하자면 마블링이 많은 소고기처럼 이른바 '지방 근육 혼합 상태'가 되는 것이다. 이는 근육이 지방으로 바뀐 것이 아니라 근육과 근육 사이에, 그리고 근육 안에도 지방이 낀 상태이다. 대사증후군만성적인 대사 장애로 인하여 고혈압, 고지혈증, 비만, 동맥 경화증 등의 여러 가지 질환이 한꺼번에 나타나는 것의 예방을 위해서라도 지방이 너무 늘지 않도록 평소에 운동을 하는 것이 중요하다.

근력운동 시 반동을 주는 것이 좋을까? 장단점이 있다

근력운동을 할 때 반동을 줄지 말지는 고민이 되는 부분이다. 장점과 단점이 있어 직접 해보고 자신에게 맞는 방법을 찾아야 한다. 반동을 주면 근육을 빨리 민첩하게 움직일 수 있는 능력이 단련돼 테니스나 탁구처럼 스피드를 요하는 종목에 도움이 된다. 반면, 반동을 주지 않으면 다칠 위험성을 낮추는 장점이 있다.

반동을 주어 트레이닝을 하면 스피드가 붙어 움직임을 응용하기 좋아진다. 스피드가 요구되는 운동을 할 때 반동을 주지 않으면 기대만큼 몸이 민첩하게 움직이지 못한다. 대부분의 운동은 속도가 중요하다.

반동을 주지 않고 느긋하게 하는 트레이닝으로는 기술

이나 운동 능력의 우열을 겨루는 경기에 나갈 수 없다. 그래서 운동선수들은 근력운동을 할 때 속도도 중요하게 생각한다.

반면 근육을 키우기 위해 근력운동을 할 때는 반동을 주지 않는 것이 좋다. 느린 속도로 근력운동을 해도 부하가 충분히 가해져 근육이 단련되고 상대적으로 부상당할 위험성은 낮아진다.

즉, 부상당하지 않고 건강 유지를 위해 근육을 키우려는 경우, 노화에 따른 체력 저하를 막기 위해 근력운동을 하는 경우는 천천히 반동을 주지 않고 해도 상관없다.

반면 테니스나 골프 실력을 높이고 싶은 사람은 조금 무리해서 근력운동을 하는 것이 좋다. 큰 부하로 반동을 주면 확실히 실력이 향상된다. 단, 너무 무리하면 무릎과 허리를 다칠 위험성이 매우 높아진다. 이 경우 역시 하이 리스크 하이 리턴인 것이다.

운동 방식에 따라 단련되는 근육이 다르다

'속근速筋, 순간적으로 큰 힘을 내는 근육'을 단련하면 빠르고 강한 힘을 발휘할 수 있다.

속근은 점프를 하거나 단거리를 전력질주하거나 또는 큰 힘을 발휘할 때 쓰이는 근육이다. 하얀 색을 띠어 '백근白筋'이라고도 한다. 강도가 약한 운동만 하면 속근은 나이가 들어감에 따라 점점 줄어든다. 80세가 넘은 고령자가 점프가 안 되는 것은 속근이 줄었기 때문이다.

한편 '지근遲筋, 장기간 힘을 지속하는 근육'은 큰 힘은 발휘하지 못하지만 지속적으로 작용한다. 붉은 빛을 띠어 '적근赤筋'이라고도 한다. 걷기와 같은 유산소운동이나 부하가 작은 근력운동을 통해 단련할 수 있다.

산책할 때는 지근을 사용하고 계단을 조금 서둘러 오를 때는 속근을 사용한다. 육상 경기로 설명하자면 장거리 선수가 주로 사용하는 근육은 지근이고 단거리 선수가 주로 사용하는 근육은 속근이다.

속근과 지근 모두 몸을 움직이는 데 필요한 근육이다.

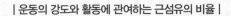

| 운동의 강도와 활동에 관여하는 근섬유의 비율 |

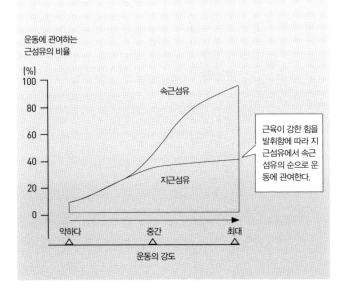

운동에 관여하는
근섬유의 비율

[%]
100
80
60
40
20
0

속근섬유

지근섬유

근육이 강한 힘을
발휘함에 따라 지
근섬유에서 속근
섬유의 순으로 운
동에 관여한다.

약하다   중간   최대

운동의 강도

경기 중에 사용하는 근육은 마라톤이냐 단거리 종목이냐에 따라 달라지지만, 단거리 선수도 연습 때는 조깅을 하고 마라톤 선수도 트레이닝을 할 때는 스피드 강화를 위해 단거리 달리기를 한다.

즉, 양쪽 선수 다 두 근육을 모두 단련하는 트레이닝을

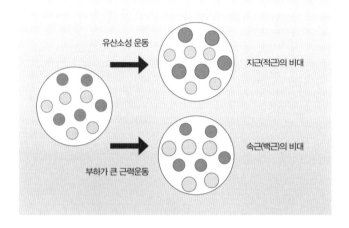

| 운동 종류에 따라 단련되는 근육이 다르다 |

유산소성 운동

지근(적근)의 비대

부하가 큰 근력운동

속근(백근)의 비대

한다. 그리고 단백질과 지질, 탄수화물 등을 식사를 통해 충분히 섭취한다. 경기 장면만 보면 단거리 달리기와 마라톤은 전혀 다르지만 24시간, 일주일이라는 긴 시간을 두고 보면 공통점이 많다. 트레이닝이나 섭취하는 영양의 균형이 다를 뿐이다.

고령자에게는 부상당하지 않도록 '무리하지 않은 운동'을 권하는 경향이 있어 속근을 단련할 기회가 매우 적다. 리스크는 따르지만 근력운동으로 강도 높은 트레이닝을 하면 속근의 감소를 억제할 수 있다.

80세에도 어느 정도의 속도를 유지하고 싶다면 부하가 큰 근력운동을 하는 것도 하나의 선택지이다. 단, 이 경우 부상당할 위험이 따르니 너무 무리하지 않도록 한다.

근력운동 애호가들이 좋아하는 당질 제한, 오히려 근육 감소를 일으킬 수 있다

최근에는 근육을 효율적으로 키우기 위해 근력운동과 당질 제한을 함께 하는 사람들이 늘고 있다.

이에 대한 의견은 분분한데, 지나치게 극단적으로 당질을 제한하면 근육까지 빠질 수 있다. 청년층이나 중년 중에서 대사증후군에 걸린 사람이 당질을 일시적으로 제한해 다이어트를 하면 당 대사가 좋아져 어느 정도 효과를 볼 수 있지만, 지나치면 근육이 빠질 수도 있다. 게다가 고령이 되면 대사 기능이 떨어져 젊을 때보다 근육을 만들기 어렵다.

여성은 이러한 경향이 더 강하다. 여기다 식사까지 제

한해 먹는 양이 줄면 몸이 필요로 하는 영양의 양과 질을 채우지 못해 야윌 우려가 있다.

아주 뚱뚱한 어르신을 찾아보기 어려운 것은, 나이가 들수록 살이 빠져 체중이 줄기 때문이다.

개인차는 있지만 운동이 끝나면 손 하나 까딱하기 힘들 정도로 축 처지는 사람이 있다. 이는 당질을 극단적으로 제한한 경우에 나타날 수 있는 증상이다. 당질을 극단적으로 줄이면 뇌에서 세로토닌serotonin 분비가 줄어 몸도 피곤해지지만 뇌도 지쳐 축 늘어지는 것이다.

초조해지면서 정신적으로 불안정해지는 사람도 있다. 당질을 섭취하면 빠르게 에너지가 만들어져 일시적으로 기분이 좋아진다. 행복 호르몬이라 불리는 세로토닌 분비가 촉진되기 때문이다. 단 것을 먹었을 때 만족감이 높은 것은 이 때문이다.

적당히만 먹으면 단 것도 몸에 나쁜 것만은 아니다. 근육을 만들 때는 단백질이 중요한데 사람은 단백질만 먹고 살 수는 없다. 적당히 당질을 섭취하고 트레이닝을 해야 근육이 확실하게 붙고 정신적으로도 안정된다.

물론 과잉 섭취는 건강에 좋지 않으니 밥이나 면, 빵 등은 적당히 줄이고 단백질도 꼭 챙겨 먹어야 한다. 극단적으로 당질을 제한하지 말고 고단백, 저당질로 밸런스를 맞추는 것이 좋다.

같은 육류라도
단백질 함유량의 차이는 크다

매일 식사 때 단백질을 꼭 챙겨 먹자. 단백질 섭취량의 기준은 체중 1킬로그램 당 1.25~1.5그램이다. 60킬로그램의 남성에게 필요한 1일 단백질량은 75~90그램이다.

이 만큼의 단백질을 식사 때 섭취하려면 소고기로 치면 400~600그램을 먹어야 하는데, 매일 이 정도의 양을 먹는 것도 쉽지 않은 데다 지질을 과잉 섭취할 우려도 있다. 그래서 근육을 키우려는 사람들은 프로틴을 많이 섭취한다.

단백질은 고기나 생선, 유제품, 콩 제품에 많이 함유돼 있는데, 그 양은 식재료에 따라 다르다. 예를 들어 같은 고기라도 와규 설로인소고기 가운데 허리 고기 윗부분 100그램에는 단백질이 12.9그램, 돼지고기 로스질이 좋고 연한 살코기에는 21.1

그램이나 함유돼 있다.

그리고 효율적으로 근육을 만들고 싶다면 단백질을 구성하는 아미노산 성분에도 주목해야 한다. 식사를 통해 섭취해야 하는 필수아미노산은 9종류인데, 그중에서도 근육의 원료가 되는 것은 바로 '류신'이다.

| 와규 설로인과 돼지고기 로스 100그램의 영양 성분 비교 |

	단백질(g)	류신(mg)	열량(kcal)	당질(g)	탄수화물(g)
와규 설로인	12.9	1100	456	42.5	0.3
돼지고기 로스	21.1	1700	202	11.9	0.3

류신이 얼마나 들어 있느냐에 따라 근육에 합성되는 정도가 달라진다. 필수아미노산을 많이 함유하고 있는 것은 어패류, 육류, 달걀, 유제품, 콩제품 등이다. 그중에서도 청어, 고등어, 가다랑어, 청어 알, 오징어, 돼지고기, 달걀 등에 류신이 많이 들어 있다.

와규 설로인과 돼지고기 로스를 비교하면 류신도 돼지

고기 로스에 더 많아 100그램 중 함유량이 1.5배 이상이다. 돼지고기 로스는 와규 설로인에 비해 지질이 적고 열량도 절반 이하로 장점이 많다.

건강보조식품 프로틴의 효과는 기대해도 좋다

무릎이 아플 때 '글루코사민'이나 '콘드로이틴'과 같은 건강보조식품을 복용하는 사람들이 있는데, 의사 등 전문가들 중에는 효과가 없다고 말하는 사람도 꽤 있다.

건강보조식품 중에서 효과가 있다는 의견이 가장 많은 것은 프로틴이다. 단, 프로틴을 복용하는 사람들은 그것만 복용하는 경우는 별로 없다. 식사는 단백질 위주로 하고 트레이닝도 거르지 않고 열심히 하는 경우가 많다. 즉, 트레이닝과 식사를 통한 단백질 섭취, 프로틴 이 세 가지가 합쳐져서 효과기 나타는 것이다.

각각의 효과가 어느 정도인지는 정확히 알 순 없지만, 건강보조식품 중에서 근력운동에 가장 효과가 좋은 것은 바로 프로틴이다.

그럼 프로틴은 얼마나 먹어야 할까? 많이 먹으면 혈중 농도가 높아져 체내 흡수가 잘 되지만, 너무 많이 복용하면 폐해가 있을 수 있다. 많이 먹는다고 무조건 좋은 것은 아니니 제조사의 권장량에 따라 적량을 복용하도록 하자.

통증이나 다친 곳이 있어도 움직일 수 있으면 근력운동은 가능하다

최근 전세계적으로 고령자들화에 따른 운동기능 저하를 말하는 로코모티브 신드롬운동기능 저하 증후군이 문제가 되고 있다. 근육, 뼈, 관절, 연골, 추간판척추 뼈와 뼈 사이에 있는 디스크 등 운동기관에 장애가 생겨 '앉고 서고 걷는 기능'이 저하되고 이것이 더 진행되면 일상생활에도 지장이 생긴다.

무릎 통증이나 허리 통증으로 인한 운동기능 장애가 주요 증상인데, 막상 당사자들은 통증보다 통증 때문에 거동이 불편해진 것에 더 정신적인 충격을 받는다. 좋아하던 테니스나 골프도 칠 수 없게 되고 몸을 마음대로 움직이지 못하다 보니 밤에 잠도 푹 자지 못한다. 불면증으로 수면제에 의존하는 생활이 계속된다.

이렇게 상황이 계속 악화되는 경우가 적지 않다. 수면제의 장기 복용은 인지기능 저하로 이어진다는 연구 보고도 많아 방치해서는 안 되는 문제이다.

인지기능 저하의 계기는 정신적인 충격, 영양 부족, 운동 습관이 없는 것 등 개인차가 있다. 계기야 어찌 되었든 공통점은 '지금까지 할 수 있었던 것을 못하게 되는 것'이다.

시작은 골절 등으로 다치거나 병원 생활을 하게 되는 것이다. 고령자는 한동안 누워서 생활하면 근력이 떨어져 제대로 서지 못하게 되고 이런 사실에 큰 충격을 받는다. 이 상태에서 아무런 손도 쓰지 않고 두세 달이 지나면 이전처럼 거동하지 못하게 되고 그대로 누워서 생활하게 되는 경우가 많다.

마음대로 움직일 수 없다는 충격이 우울증으로, 더 나아가서는 노인성 치매로 발전하는 경우도 있다.

이럴 때는 먼저 영양을 충분히 섭취해 몸을 추스르고 움직일 수 있는 곳부터 트레이닝을 하면 회복이 잘 된다.

건강한 사람은 너무 지나치게 하는 것이 문제지만, 다

친 사람이나 고령자는 너무 안 하면 문제가 된다. 트레이닝을 안 하게 되는 원인 중 하나는 또 다치지 않을까 하는 두려움이다. 주위의 만류도 있다. 가족들은 "무리하지 말라"고 한다. 의사들도 자신의 환자가 악화되는 것을 염려해 무리하지 말라고 한다. 모두가 무리하지 말라고만 하니 운동을 거의 하지 않게 되고 그 결과 약해지는 것이다.

다쳤다고 움직이지 않으면 근육은 점점 빠진다.

이럴 때일수록 통증이나 다친 곳이 악화되지 않을 정도로 운동하는 것이 중요하다.

골절상을 당해도 근력운동은 할 수 있다
골절된 다리까지 단련할 수 있는 방법은?

누워서 열흘이 지나면 10년치의 근력이 저하된다. 70세가 열흘 동안 누워 지내다 일어나려고 하면 몸은 80세가 넘은 것처럼 느껴진다. 누워 시낸 열흘 동안 열 살은 늙었다고 느끼는 것이다.

고령자가 넘어졌을 때 골절되기 쉬운 부위가 대퇴골경

부(고관절을 구성하는 뼈)이다. 여기가 골절되면 두세 달은 입원해야 하고 침대에 꼼짝없이 누워 있어야 한다. 그러다 아예 일어서지 못하는 경우도 적지 않다.

몸을 움직이지 못하기 때문에 근육이 빠지는 것도 문제이지만, 몸져눕게 되면 정신적으로 큰 충격을 받는다. 화장실에도 혼자 가지 못하니 누군가의 도움의 받아야 하는데 부끄럽고, 목욕도 못 해 비위생적이라는 생각에 기가 죽는다. 지금까지 어려움 없이 할 수 있었던 것을 못 하게 되면 스트레스 때문에 식욕도 떨어지고 우울증에 빠지는 경우도 있다. 제대로 먹지 못하면 저영양 상태에 빠지고 순식간에 인지기능이 저하될 수 있다. 이렇듯 고령자의 골절은 많은 불행을 초래하니 어떻게든 막아야 한다.

건강을 위해 운동을 하다 넘어져 골절상을 당한다면 무엇을 위해 운동을 한 것인지 알 수 없게 된다. 물론 골절상을 입지 않고 운동하는 것이 이상적이지만 설령 골절상을 당하더라도 절망하지 말자. 한쪽 다리가 골절돼도 전혀 움직이지 못하는 것은 아니다. 골절 낭하지 않은 다리와 양 팔은 움직일 수 있으니 그 부분을 근력운동으로 단련하자.

한쪽 다리가 골절돼도 골절되지 않은 다리를 들어올리

는 운동을 하면 골절된 다리의 근력 저하를 조금은 막을 수 있다. 이는 신경계의 작용 덕분이다. 한쪽 다리를 움직이면 다른 한쪽 다리를 움직이지 않아도 양쪽에 똑같은 전기 자극이 흐른다. 반대로 골절되지 않은 다리도 움직이지 않으면 이 전기 자극이 전혀 흐르지 않는 상황이 된다. 골절되지 않은 한쪽 다리를 움직이면 골절된 다리에도 자극이 전달돼 약간의 효과를 기대할 수 있다는 이야기이다. 이는 다리뿐 아니라 손도 마찬가지이다.

그리고 상반신에는 문제가 없으니 덤벨이나 튜브를 이용한 트레이닝은 할 수 있다.

이런 경우 트레이닝도 중요하지만 가족들이 말 상대를 해줘 정신적으로 의지가 돼주는 것도 중요하다. 대화를 통해 평소의 일상생활로 돌아갈 수 있고 누군가 곁에 있어주면 심심하지 않다. 다들 바빠 곁을 지키는 것이 쉽지 않겠지만 가능한 곁에 있어주면 회복에 도움이 된다. 심신 모두 건강해지면 식욕도 생기고 운동할 의욕도 생긴다. 이때는 회복이 빠르다. 반면 가족이나 주위 사람들이 잘 보살피지 않아 방치되면 점점 살아갈 의욕을 잃게 된다.

고령자의 다이어트는 백해무익
살이 빠지는 것이 좋은 것만은 아니다

심근경색, 뇌경색, 당뇨병과 같은 질병은 살이 찐 사람들이 걸리기 쉽고 마른 사람은 잘 안 걸린다고 생각하기 쉬운데, 꼭 그렇지만도 않다. 물론 살이 찐 사람이 위험성은 높지만 나이가 들면서 상황은 달라진다.

고령자의 경우는 오히려 마른 사람이 더 위험할 수 있다. 질병이나 부상으로 수술을 받았을 때 마른 사람은 수술 후 잘 일어서지 못하는 등 눈에 띄게 회복이 더딘 것만 봐도 알 수 있다. 그래서 최근에는 고령자가 수술을 받을 때는 수술 전에 체중이 줄지 않도록 주의하라는 말을 하는 경우가 많다. 단, 내장지방이 너무 많으면 수술이 어렵기 때문에 살을 뺄 필요가 있다.

결론은 너무 살이 찐 것도 너무 마른 것도 좋지 않다는 이야기이다.

개인적으로는 60세 정도까지는 너무 마르지 않을 정도로 다이어트하는 것은 괜찮지만, 80세가 넘으면 다이어트는 가능한 하지 않는 것이 좋다고 생각한다. 70세는 애매한 측면이 있다. 80세가 넘어 체중이 는다는 것은 체력이 있다는 것이기 때문에 장수할 수 있을 것이다. 단, 혈압이 양호하고 뇌졸중이나 암에 걸리지 않는다면 말이다.

만일 70세가 넘어서 체중이 준다면 이는 일반적으로는 위험 신호이다. 그 이상 줄지 않는 것이 좋다. 물론 고령이 되면 체중을 늘리는 것이 쉽지는 않다. 근력운동을 하고 단백질을 잘 챙겨 먹어 근육이 줄지 않도록 하면 조금은 달라질 것이다.

복근운동이나 덤벨에 집착하지 말자 걷기나 수영으로도 근력운동은 가능하다

근력운동은 성별이나 연령에 따라 그 효과가 달라진다. 개인차는 있지만 젊은 사람들은 효과가 빨리 나타나 근육질이 될 가능성이 높다.

반면 고령이 되면 기대하는 만큼 근육이 잘 생기지 않아 근육질 몸매를 만들기가 상당히 어렵다. 고령자는 몸속에 변화가 생길 정도의 강도로 트레이닝을 할 수 없는 경우가 많아서이다. 젊을 때에 비해 근력이나 지구력이 떨어져 강도 높은 근력운동이나 지구력운동이 불가능하다. 근육을 만드는 능력도 떨어진다. 거기에 무리하다 다칠 것을 우려해 소심한 트레이닝을 하는 경향도 있다.

젊으면 자신의 한계까지 트레이닝을 할 수도 있고 마라톤을 통해 지구력을 키울 수도 있다. 그런데 운동하는 스타일을 보면 근력운동은 좋아하는데 조깅은 좋아하지 않아 근력운동만 열심히 해서 힘을 키우는 유형과, 근력이 약해 근력운동을 좋아하지 않고 조깅 등으로 지구력을 키우는 유형 두 가지로 나뉜다.

근력을 전체적으로 키우고 싶다면 전신의 근력을 단련하는 근력운동을 하는 것이 효과적이지만, 근력운동이 자신 없다면 걷기만 해도 장딴지 근육을 단련할 수 있다. 그리고 수영 역시 팔과 어깨, 가슴, 등 근육을 단련할 수 있다. 부상만 조심한다면 근력운동이든 조깅이든 하는 것이 운동기능과 체력 유지에 도움이 된다.

운동할 때 근력운동 먼저일까, 유산소운동 먼저일까

운동할 때 근력운동을 먼저 해야 하는지 유산소운동을 먼저 해야 하는지는 의견이 분분한데 이것도 목적에 따라 달라진다. 근력운동 전에 스트레칭이나 조깅을 하면 몸이 따뜻해져 근육세포에 혈액이 다량 공급된다. 그럼 근육이 유연해져 부상당할 위험성이 낮아지는 이점이 있다. 단, 워밍업을 하다 지치면 부하가 큰 근력운동을 하지 못해 효과가 떨어지는 경우도 있다.

근력운동이 목적이라면 본 운동을 할 때 쓸 힘을 남겨놓는 정도의 워밍업으로 끝나는 유산소운동을 먼저 하는 것도 괜찮다.

반면 유산소 능력 향상이 목적이라면 유산소운동을 먼저 하는 것이 좋다. 유산소 능력이 향상되면 최대 산소 섭취량이 늘어 마라톤 같은 경기에서 속도가 빨라진다.

근력운동과 유산소운동 모두 운동의 강도와 시간에 따라 그 효과가 크게 달라진다. 목적에 따라 좋아하는 운동, 하고 싶은 운동을 골라서 하면 된다. 어느 운동이 좋은지 따질 것 없이 자신의 방식대로 하면 되고, 그렇게 운동할 때 기분도 좋아진다. 그리고 가끔은 운동 방식을 바꿔 그 차이점을 스스로 확인해보는 것도 도움이 될 것이다.

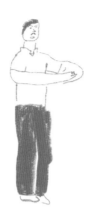

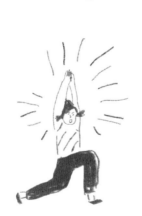

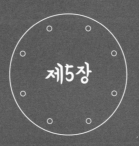

제5장

그 수영, 독이 됩니다

안전하기로는 수영이 최고
그러나 100퍼센트 안전한 운동은 없다

　수영도 물에 빠지면 사망할 위험성은 있지만 그런 사고는 강이나 바다에서 주로 발생한다. 건강 유지나 체력 향상을 목적으로 수영장에서 수영할 때는 (0퍼센트라고는 할 수 없어도) 거의 발생하지 않는다고 보아야 할 것이다. 물에 빠져 숨지는 사망 사고를 제외하면 수영은 가장 안전한 운동이다.

　물론 힘든 훈련을 계속하다 보면 스포츠 심장이 될 위험성은 따르지만, 선수가 아니고서야 수영을 많이 해서 어깨를 다치거나 무릎을 다치는 경우는 거의 본 적이 없다. 물속에서는 체중의 부하가 작아 무릎이나 허리를 다칠 일이 거의 없고, 스포츠 빈혈 걱정은 전혀 없다 해도 좋을 정도이다. 다른 운동에 비하면 안전성이 높아 부상당할 염려가 거의 없다보니 체력이 부족하거나 다친 사람, 고령자에게도 추천하는 운동이다.

기본적으로 노화가 진행되면서 근육은 줄고 골밀도는 낮아지기 때문에 습관적으로 운동을 하면 피로골절이나 낙상으로 인한 골절, 무릎이나 허리 통증 등이 생기기 쉽지만, 수영은 그럴 염려가 거의 없다. 물속에서는 부력으로 인해 무릎과 허리에 가해지는 부하가 작아지기 때문이다. 물의 저항 때문에 몸을 움직이는 속도가 육상에 비해 느려 관절에도 과도한 부담을 주지 않는다. 그리고 균형이 깨지더라도 넘어질 염려가 없다.

운동 중에서 가장 부상당할 위험이 적은 종목이라 할수 있다. 이러한 이유에서 다른 운동을 하다 부상당했을 때 재활운동으로 하는 경우도 많다.

이처럼 상섬이 낳시만, 현재 초등학교나 중힉교에서 수영에 배당된 수업시간이 부족해 학교 수업만으로는 수영을 제대로 배우기 어려운 실정이다. 가정에서도 어릴 때부터 자주 접하게 해주어 친근한 운동으로 느끼게 해주는 것이 중요하다.

이렇게 좋은 운동이지만 주의할 점이 없는 것은 아니다. 그 몇 가지를 소개한다.

물속에서도 탈수증은 생긴다

의외라 생각되겠지만 물속에서도, 느끼지 못할 뿐이지 몸을 움직이면 땀이 난다.

땀으로 체내 수분이 부족해지면 자신도 모르는 사이 탈수 상태에 빠지는 경우가 있다.

탈수 상태에 빠지면 혈액이 걸쭉해진다. 혈중 적혈구 수에는 변함이 없는데 체내 수분이 줄면 혈중 수분도 줄기 때문이다. 그러면 혈액의 흐름이 나빠져 심장 혈관이나 뇌로 가는 혈관이 막혀 터질 위험성이 커진다. 이렇게 해서 발생하는 것이 바로 뇌졸중이나 심근경색이다.

다른 운동과 마찬가지로 수영도 수시로 수분을 보충해

쥐야 한다. 수영하기 전과 후에 물을 마시면 탈수를 예방할
수 있다.

잠수는
심장에 부담을 준다

잠수는 물속으로 잠겨 들어가 물속에서 이동하는 수영
법을 말한다. 정식 수영 경기에서 잠수하는 경우는 별로 없
지만, 여름철 바닷속으로 들어가 헤엄치는 것처럼 일상적인
상황에서는 잠수에 해당하는 수영을 하게 되는 경우가 종종
발생한다.

잠수는 물속에서 숨을 멈추고 있어야 하기 때문에 몸에
상당한 부담을 준다. 호흡을 멈추고 있는 동안은 호흡할 때
에 비해 뇌로 보내지는 산소의 양이 줄어든다. 호흡이 긴 사
람은 5분 정도 물속에서 잠수를 할 수 있는데, 이를 반복하면
스포츠 심장이 될 위험성이 커진다.

해녀들은 매일 잠수해도 건강하다. 지속적으로 잠수를
해 몸이 단련됐기 때문일 것이다. 해녀들은 혈관 탄력이 좋

고 폐활량이 커 장수하는 경향이 있다는 데이터도 있다. 하지만 일반인의 경우는 잠수에 대해 그냥 물속에 몸을 담그는 정도로 너무 안이하게 생각하지 않는 것이 좋다.

고혈압 환자는 빠른 속도로 수영하면 매우 위험하다

고혈압에 동맥경화까지 진행 중이라면 혈관벽이 약해져 있어 어떤 운동을 해도 위험이 따른다.

고령자도 노화가 진행되면서 혈관 탄력이 떨어져 터지거나 막히기 쉽기 때문에 젊은 사람에 비하면 위험성이 높다.

수영을 할 때는 온몸에 수압이 가해지기 때문에 말초혈관에서 심장으로 보내지는 혈액량이 늘어난다. 이로 인해 혈압이 높아질 수 있다. 또한 보통 체온보다 차가운 물속에서 하기 때문에 교감신경이 조건반사적으로 반응해 혈압이 오르기 쉽다.

혈압이 급상승하는 것을 피하려면 수영장에 들어가기

전 준비가 중요하다. 조깅을 하기 전에 굴신운동몸을 굽혔다 폈다 하는 운동을 하는 것처럼, 물속에 바로 들어가지 말고 몸에 물을 조금 끼얹어 차가운 물에 봄을 적응시킨 다음에 들어가는 것이 기본이다.

시설에 따라서는 수영장에 들어가기 전에 물이 위에서 떨어지는 샤워기를 통과하도록 돼 있는 곳도 있다. 이는 수영장에 들어가기 전에 물의 온도에 몸이 적응하도록 하기 위한 장치이다. 수영장에 바로 뛰어들지 말고 수영장 물을 가슴에 끼얹거나 하반신만 먼저 담구는 습관을 들여보자.

고령자는 속도 욕심을 내지 않는 것도 중요하다. 수영할 때 속도를 내면 그만큼 혈압이 오를 수 있으니 천천히 해야 한다. 무리해서 연습을 하면 혈압이 올라 뇌졸중이나 심근경색을 일으킬 우려가 있다. 이 경우에도 적정선을 유지하며 무리하지 않는 것이 중요하다.

혈압약을 복용 중인 사람은
귀갓길 교통사고를 조심하자

혈압약을 복용하는 사람이 약을 챙겨 먹지 않고 수영을 하면 평소보다 혈압이 올라 혈관에 문제가 생길 위험성이 높아진다. 반면 약을 잘 챙겨 먹으면 혈압이 너무 떨어질 우려가 있다.

이는 혈압이 조금 높은 편이지만 아직 고혈압은 아닌 정상고치혈압인 사람들에게서 잘 나타나는 현상이다. 이런 경증 고혈압 환자는 항상 약을 복용하는 것이 아니라, 겨울철 등 혈압이 오르기 쉬운 계절에는 약을 복용하고 기온이 높아 혈압이 잘 오르지 않는 여름철에는 약을 복용하지 않는 경우가 많다. 이런 환자들은 적당한 운동을 꾸준히 하면 혈압이 내려가 겨울철에도 약을 먹지 않아도 될 수 있다.

그렇게 된다면 더 바랄 나위가 없다. 그러나 정상고치혈압인 사람이 약을 복용하고 여기에 운동까지 하면 혈압이 필요 이상으로 내려갈 수 있다.

대부분의 운동은 운동 중에는 활동을 하기 위해 혈압과 심박수가 오르지만, 운동 후에는 부교감신경이 우위가 돼

몸을 쉬게 한다. 그리고 이를 위해 심박수와 혈압 모두 떨어진다.

혈압은 운동 전보다 더 떨어진다. 따라서 운동 전에 약을 복용하면 혈압이 너무 내려가 비틀대다 넘어질 수 있다. 혈압이 너무 떨어지면 운동 후에 몸이 축 늘어지고, 그대로 차나 자전거를 타고 귀가하다 교통사고를 일으킬 수 있다. 제대로 수영을 하지 않고 해수욕장에서 가볍게만 했다 해도 이런 위험성은 사라지지 않는다.

고혈압 약을 복용할 경우는 반드시 운동 후 혈압을 체크하자. 운동 전보다 눈에 띄게 많이 떨어진 경우는 의사와 운동 시 약 복용에 대해 상담할 필요가 있다. 한 번이 아니라 여러 번 측정해 기록을 해두면 더 정확하게 혈압을 측정할 수 있어 진단과 약의 선택에 도움이 된다.

약을 복용하다 안 하다 하면 혈압이 불안정해질 수 있으므로 복용 여부를 스스로 판단하는 것은 매우 위험한 일이다. 운동 후 혈압이 오르는지 내리는지는 스스로 체크할 수 있지만 약을 계속 복용할지 말지는 반드시 의사의 지시에 따라야 한다.

고령자에게
수영이 좋은 이유

　　수영은 전신 근육을 사용하는 데다 무릎과 허리 등 관절에 부담이 적은 운동이다. 단시간에 소비할 수 있는 열량이 비교적 높은 것 또한 매력적이다. 나이가 들면서 운동기능이 저하된 상태인 로코모티브 신드롬에도 수영은 추천할 만하다. 무릎이나 허리를 다쳐 하반신의 근력이 약해져 잘 넘어지는 사람에게도 좋다.

　　수영을 하면 특히 심폐기능이 좋아진다. 수영할 때는 육상에서 운동할 때만큼 호흡을 할 수 없다. 물에서 얼굴을 내밀어 숨 쉴 때 순간적으로 공기를 빨아들이지만, 이 한 번의 호흡으로 충분한 산소를 들이마실 수는 없기 때문이다. 이렇게 적은 양의 산소로 운동(수영)을 하면 심폐기능이 강해진다.

　　산소 공급은 혈중 헤모글로빈이 담당하기 때문에 근육과는 다른 작용을 한다. 헤모글로빈은 적혈구를 구성하는 성분 중 하나로, 산소와 만나 온몸으로 산소를 운반하는 역할을 한다. 쉽게 설명하자면 헤모글로빈은 도로를 달리는 차고, 산소는 차로 운반되는 짐과 같은 것이다. 도로를 달리는 차가 많아지면 짐을 빨리 받을 수 있지만 그렇다고 차가 너무 많아지면 정체되고 사고를 일으킬 수 있다. 반대로 차가 부족하면 빈혈이 된다.

심폐기능이 강해진다는 것은 한 번에 차에 실을 수 있는 산소량이 많아진다는 것을 의미한다. 산소가 체내에 충분히 공급되면 세포 내 신진대사가 좋아져 건강 유지 및 노화 예방에 도움이 된다.

단, 모든 운동 종목이 그렇지만 수영도 지나치면 몸이 늘어지고 근육 피로를 일으키게 된다. 무엇이든 적당히 해야 한다.

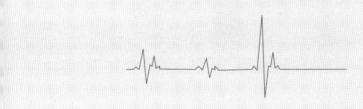

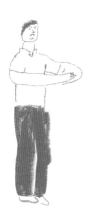

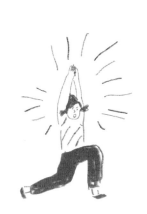

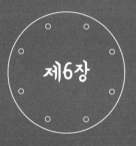

제6장

그 테니스, 독이 됩니다

친근한 종목 테니스
그러나 예상 외로 무리한 동작이 많다

    테니스는 걷기나 수영에 비해 낙상으로 인한 외상이나 골절상을 입기 쉬워 전문가 입장에서 걱정이 되는 종목이다.

    테니스는 볼을 따라가면서 다양한 동작을 하게 된다. 빠른 볼, 느린 볼, 낮은 볼, 높은 볼, 정면으로 날아드는 볼, 스핀이 걸린 볼 등 다양한 상황에 맞춰 쳐야 하기 때문에 다양한 동작이 요구된다. 어떻게든 볼을 따라가야 한다는 생각에 무리한 동작을 하기 쉽다. 그러다 부상을 당하는 것이고 부상을 당하면 일과 일상생활에 지장이 생기는 것은 말할 것도 없다.

하드코트나 잔디코트에서는
무릎을 다치기 쉽다

클레이코트(점토로 만든 코트)는 미끄러지거나 넘어질 위험성이 있지만, 이는 바꿔 생각하면 슬라이딩하듯 이동할 수 있어 무릎에 가해지는 부하가 적고 다칠 가능성도 낮다고 볼 수 있다. 크게 넘어질 수는 있지만 이것이 골절로 이어지는 경우는 드물다. 그래서 개인적으로는 클레이코트를 좋아한다.

시멘트나 아스팔트로 만들어진 코트를 '하드코트'라고 부르는데 말 그대로 코트 표면이 딱딱하기 때문에 무릎에 가해지는 부담이 크다. 관리가 쉬워 가장 많이 설치되는 코트이다. 잔디코트는 거의 보기 힘들다.

인공잔디코트는 탄력이 있어 무릎이나 허리에 부담이 적다고 하는데, 바닥이 부드러우면 오히려 무릎을 다치는 경우도 있다.

다 일장일단이 있으니 자신에게 맞는 코트를 고르면 된다.

열사병의
위험성이 높다

실외에서 테니스를 칠 때는 특히 열사병에 주의해야 한다. 하드코트나 인공잔디코트는 태양열이 지면에 흡수됐다 반사되는 열인 복사열 때문에 지면에 가까운 곳이 가장 뜨겁다. 그래서 머리보다 발밑에서 열이 올라온다. 사우나처럼 뜨거운 코트에서 자주 테니스를 치면 열사병에 걸리기 쉽다.

테니스뿐 아니라 골프, 축구, 야구, 조깅 등 실외에서 장시간 하는 스포츠는 모두 열사병의 위험성을 안고 있다. 더울 때 실외에서 하는 운동은 그 시간이 길어질수록 그만큼 위험해진다. 30분 정도하면 이미 열사병의 위험성은 상당히 높아진 상태라고 봐야한다.

그런데 야구, 축구, 테니스, 골프 등 야외에서 하는 스포츠의 대부분이 30분으로는 끝나지 않는다.

테니스의 경우는 짧아도 1시간 정도는 걸리고 길면 3시간이 넘을 때도 있다. 다시 말해, 짧은 시합으로도 열사병에 걸릴 위험성은 충분히 있다는 이야기다.

열사병에 걸리지 않으려면 기온이 높은 계절이나 시간대는 실외에서의 경기나 연습은 피해야 한다. 그리고 탈수에 빠지지 않도록 적당한 휴식을 취하고 수분과 염분을 섭취하는 것도 중요하다.

모자를 쓰는 등 자외선 차단에도 신경 써야 한다.

"가벼운 라켓은 나쁘다"는 낭설

가벼운 라켓을 쓰면 부상당하기 쉽다는 말이 있는데 이는 라켓의 문제라기보다는 휘두르는 방식에 원인이 있다. 신체적 특징이나 라켓의 무게, 치는 방식 등 여러 가지 요인이 영향을 미친다.

초심자는 가벼운 라켓이 치기 편하지만 라켓이 너무 돌아가 팔꿈치나 손목을 다칠 수 있다. 무거운 라켓은 근력운동도 돼 팔 근육이 발달된다. 하지만 근력이 없는 사람이 사용하면 중간에 지쳐서 더 이상 못 치게 되거나 손목과 팔꿈치를 다칠 수 있다.

즉, 라켓은 각자 맞는 적당한 무게가 있다. 가볍지만 칠 때 너무 넘어가지 않고, 무겁지만 지치지 않는, 자신에게 적당한 무게를 찾아야 한다.

양손 동작도 넣자

무거운 라켓으로 테니스를 치면 팔에 근력운동이 된다. 단, 쓰는 팔만 계속 쓰면 그쪽에만 근육이 붙어 좌우 균형이 깨지므로 가능한 라켓을 쥐지 않는 팔도 사용하도록 해야 한다.

테니스 동작 중에는 양손으로 치는 백핸드가 있으니 의식적으로 백핸드를 자주 활용하는 것이 좋다. 그렇게 하면 좌우 팔과 다리를 균형 있게 단련할 수 있다.

나는 취미가 볼링이고 오른손잡이이지만 왼손으로 대회에 나갈 때도 있다. 평소 사용하지 않는 왼손을 단련하고 항상 쓰는 오른손을 쉬게 하기 위해서이다.

테니스는 반사신경 강화와 낙상 예방에 도움이 된다

테니스는 스피드를 요하는 스포츠이다. 어떻게든 상대 코트로 볼을 넘기기 위해 무리한 자세로 볼을 치는 경우도 발생한다. 이때 순간적인 판단과 그에 따른 신속한 동작이 요구된다.

테니스를 오래 하면 이런 반사능력을 단련할 수 있다.

더불어 낙상 예방에 효과적인 동적균형을 단련할 수 있다. 균형에는 한 발로 서기 등 중심의 이동이 없는 상태에서의 정적균형과, 자세를 바꾸는 등 움직이면서 균형을 잡는 동적균형이 있다. 테니스는 볼의 움직임에 반응하면서 빠른 속도로 코트 여기저기를 뛰어다니기 때문에 동적균형을 단련할 수 있다.

TV에서 프로 테니스 선수들의 시합을 보면 곡예에 가까운 기술을 펼칠 때가 있는데, 이는 동적균형 능력이 뛰어나기 때문에 가능한 것이다. 반사능력과 동적균형이 뛰어나면 순간적인 대응이 가능해져 낙상 예방 등에 도움이 된다.

남녀가 함께 즐길 수 있는 것 또한 테니스의 매력

남녀가 함께 할 수 있다는 점도 테니스의 매력 중 하나일 것이다. 성별이나 연령대가 달라도 즐길 수 있기 때문에 부부나 연인, 부모와 자녀가 함께 할 수 있는 스포츠이다. 테니스대회에는 남녀 혼합복식 경기도 있다.

남녀 상관없이 그리고 나이 차이가 있어도 즐길 수 있는 것은 상대와 접촉할 일이 거의 없기 때문일 것이다. 이런 종목은 테니스, 골프, 탁구, 배드민턴 정도로 의외로 적다. 직접 몸을 부딪치며 해야 하는 경우 힘에서 밀린다는 느낌이 들어 불쾌할 수 있고, 신체 접촉 자체를 불편해하는 사람도 있는데 그런 면에서 테니스는 성별, 나이와 상관없이 함께 즐길 수 있다.

자기 효력감을 높여
스트레스 해소에 좋다

테니스는 초보자도 비교적 쉽게 배울 수 있고 자신이 성장하고 있다는 것을 실감할 수 있는 운동이다. 한두 달만 해도 실력이 많이 늘고 이를 곧바로 확인할 수 있다 보니 자신감이 생긴다. 덩달아 자기 효력감도 높아진다.

자기 효력감이란 어떤 과제에 직면했을 때 느끼는 '자신은 잘 해낼 수 있다'는 기대감과 자신감이다.

마라톤은 속도가 조금 빨라져도 정작 본인은 잘 느끼지 못한다. 기록이 3시간 20분에서 3시간 10분으로 10분 향상되었다 해도 스스로 '빨라졌다'고 실감하기 어렵다.

이에 반해 테니스는 서브를 잘해 서비스 에이스를 성공시키거나 랠리 동안 잘 받아 치면 실력이 늘었다는 것을 바로 실감할 수 있다. 경기를 보는 사람들도 곧바로 환호해주기 때문에 그 반응에 자신감이 커진다.

이런 자기 효력감은 스트레스를 발산하는 데 도움이 된다. 그래서 테니스는 스트레스 해소에도 큰 효과가 있다.

원래 운동은 스트레스에 강해지는 효과가 있다고들 한

다. 테니스는 보통 연습과 경기를 포함해 두세 시간 정도가 소요된다. 그동안 몸을 움직여 땀을 흘리면 적당히 피곤해져서 스트레스를 잊게 된다. 이것도 스트레스 해소에 큰 도움이 된다.

머리를 쓰기 때문에
치매 예방에도 적격

테니스는 두뇌 운동도 된다. 먼저 코트를 예약해야 하는데 그러려면 일정 인원을 모아야 한다. 운동 당일에는 코트의 열쇠를 받아와 쓰고 돌려줘야 하고, 네트를 설치하거나 심판을 보는 등 할 일이 많은 운동이다. 게임을 할 때도 도중에 코트 체인지가 있고 페어로 할 경우에는 좌우를 바꿔가며 치는 등 룰이 복잡하다. 또 심판은 점수 매겨야 하는데 그 계산법도 독특하다.

이렇듯 테니스는 게임을 할 때뿐 아니라 게임 전후에도 뇌를 쓸 데가 많다.

테니스는 젊은 사람들이 하는 스포츠라는 이미지가 있

을지 모르지만, 체력과 근력이 어느 정도 있으면 50세 이후에 시작해도 충분히 즐길 수 있는 운동이다. 80세에 즐기는 사람들도 드물지 않게 있다.

테니스 동호회나 테니스 교실이 지역별로 활성화되어 있으니 관심이 있다면 가까운 곳에서 찾아보자. 지속적으로 하길 원하고 빠르게 진도를 나가고 싶다면 학원을 다니는 것도 방법이다. 자세나 룰 등을 전문가에게 배울 수 있고, 잘하는 사람과의 연습을 통해 랠리가 길게 이어져 실력이 빨리 는다는 장점도 있다.

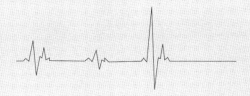

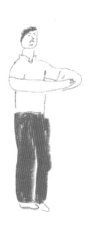

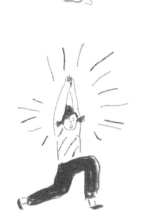

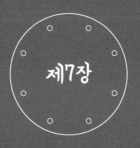

제7장

그 사이클링, 독이 됩니다

자전거 타는 것과
사이클링은 다르다

내 경험 상 로드바이크가볍고 날렵한 디자인으로 포장도로 또는 비교적 고른 노면에서 빠른 속도를 낼 수 있는 자전거나 하이브리드 자전거산악용 자전거의 차체 크기에 사이클의 속도감을 조합한 자전거를 타는 사람들 중에는 자전거를 잘 못 타는 사람들이 있다.

테니스나 골프는 '잘 치고 싶다'는 욕심에 열심히 하기 때문에 어느 정도 하면 실력이 는다. 반면 자전거는 느는 사람도 있지만 전혀 늘지 않는 사람도 있다.

기술은 늘지 않은 상태에서 계속 타다 익숙해지는, 그

때가 위험하다. 익숙해지면 멀리 가거나 거친 노면에서 스피드를 내는 등 운전이 거칠어지는 경우가 많기 때문이다. 자전거를 다루는 기술이 부족하면 잘 넘어진다.

비가 그친 길을 달리다 고인 물 위에서 브레이크를 밟으면 쉽게 미끄러져 넘어진다. 하지만 기술이 좋으면 이런 상황에 잘 대처할 수 있다. 예를 들어 타이어가 몸의 일부로 느껴질 정도로 다룰 수 있다면 돌을 밟든 턱이 있는 곳을 지나든 안심할 수 있다.

하지만 이는 기술이 없으면 불가능한 일이다.

자전거도 자동차처럼 운전 기술이 부족하면 위험하다. 그럼에도 자전거는 탈 줄 아는 사람이 많아서인지 기술의 중요성을 모르는 사람이 압도적으로 많다. 가까운 슈퍼에 장을 보러 갈 때 등 평소에 자주 이용하다 보니 그대로 멀리까지 몇 시간이고 사이클링하는 것도 문제가 없다고 생각하는 것이다.

사이클링이란 간단히 말하면 자전거로 멀리까지 가는 것을 말한다. 자전거는 어릴 때 부모님한테 배우는 경우가 대부분일 텐데, 보조바퀴 없이 탈 수 있게 되면 그 다음은 연습을 따로 하지 않기 때문에 기술에 대해 생각해볼 기회가 없다. 그러나 앞에서도 언급했듯이 사이클링은 어느 정도의 기술이 없으면 위험하다. 최근에도 60대 여성과 80대 남성이 자전거끼리 충돌해 80대 남성이 사망하는 사건이 있었다.

가볍게 탈 수 있지만 큰 부상이나 사망사고로 이어지는 경우도 있는, 기술 습득이 필요한 운동 사이클링. 제대로 기술을 습득했다면 충돌을 피해 이런 사고로는 발전하지 않았을 것이다.

시력이나 청력이 약한 사람에게 공공도로는 위험하다 음악을 들으면서 타는 것은 자살 행위

사이클링은 시력이나 청력이 나쁘면 사고를 내기 쉽다.

공공도로를 달릴 때는 자전거가 차도를 달리기 때문에 차량 접촉사고의 위험성이 항상 있다. 시력이 나쁘면 주위 상황에 대한 판단을 정확히 할 수 없고, 청력이 나쁘면 급할 때 경적으로 위험을 알려도 알아듣지 못한다.

청력이 좋아도 반응이 늦은 사람이 많은데 그런 사람

들도 사고를 당할 위험성이 높다. 청력과 반응 시간이 정상이라도 이어폰을 끼고 음악을 들으면서 자전거를 타면 주위의 소리를 듣기 어렵다. 자전거 기술에 자신이 있는 사람도 그런데 하물며 초보자는 더 위험하니 이런 행동은 절대 하지 말아야 한다.

헬멧과 긴 소매를 착용하자
부상과 자외선으로 인한 손상을 줄일 수 있다

자전거는 달리는 것 자체를 즐기는 경우가 많아 두세 시간씩 달리는 사람들도 많다. 걷기는 한 시간 이내로 걸어도 피곤해서 휴식을 취하게 되지만 자전거라면 장거리도 무난히 달릴 수 있다. 중간에 쉬면서 달리면 호수 한 바퀴도 거뜬히 달릴 수 있다.

장시간 야외에 있으면 열사병을 일으키거나 햇볕에 탈 수 있으니 헬멧과 긴 소매를 착용하는 것이 좋다. 헬멧은 사고나 넘어졌을 때 다치는 것을 방지할 뿐 아니라 자외선으로부터 머리를 보호해준다. 긴소매도 마찬가지다. 반소매는 넘어지면 찰과상을 입는 등 부상을 당하기 쉽기 때문에 여름철에도 긴 소매를 입는 사람들도 많다. 햇볕에 타는 것을 예방하는 데(자외선 대책)도 효과적이다. 또 자외선은 눈에도 좋지 않다고 하니 선글라스로 눈을 보호해주자.

단순한 취미 같지만 근력운동 효과가 크다

사이클링은 근육을 많이 쓰는 운동이다. 몸뿐만 아니라 멈춰 있는 자전거를 본인의 힘으로 움직여야 하기 때문에 상당한 근력이 필요하다. 속도에 따라서도 달라지지만, 평탄한 곳은 그렇다 치고 비탈길을 오를 때는 힘 주어 페달을 밟지 않으면 앞으로 가지 않는다.

자전거를 취미로 타는 사람들은 허벅지 근육이 매우 발달해 있다. 사이클선수나 경륜선수들의 허벅지는 여성의 가슴만큼이나 풍만하다. 그만큼 근량이 늘어나는 운동이다.

일반적인 스포츠 중에서 근량이 가장 많이 늘어나는 운동이라 해도 과언은 아닐 것이다. 근육량이 느는 데다 장시간 타는 경우도 많아 운동량도 많아진다. 근육의 활동이 활발해지기 때문에 혈당 조절이 잘 되고 심장 기능과 폐 기능도 좋아지며 지구력도 향상된다.

사고의 위험성만 빼면, 특히 심장과 골격근을 단련시키는 운동으로 적극 추천한다.

무릎을 펴고 페달을 밟으면 덜 피곤하다

자전거의 종류로는 몇 가지가 있는데 타이어의 폭이 너무 좁은 것은 안정감이 떨어져 초보자용으로는 적합하지 않다. 하지만 타이어 폭이 좁으면 고속으로 달릴 수 있다는 장점이 있으니 자신의 수준을 고려해 고르면 된다.

자전거를 타기 전에 핸들과 페달의 위치를 자신에게 맞게 조정한다. 페달의 높이는 발끝이 페달에 닿을 때 무릎이 살짝 펴지는 정도가 적당하다. 발끝으로 페달을 밟아야 잘 돌아가 덜 피곤하고 역동적으로 달릴 수 있다(175페이지 이미지 참조).

물론 근력이 약한 여성이나 어린이 중에는 무릎을 굽히지 않으면 페달을 밟지 못하는 사람도 있다. 무릎을 굽히면 체중이 실려 페달을 밟기 수월해진다. 그러나 이렇게 밟으면 금세 피곤해지기 때문에 장시간 사이클링을 할 때는 적합하지 않다.

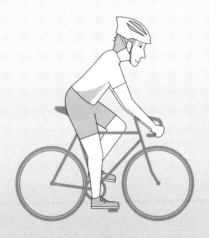

| 이상적인 사이클링 자세 |

페달이 지면에 가장 가까워졌을 때 페달을 밟고 있는 다리가 거의 펴진 상태가 이상적이다. 무릎의 굽힌 정도인 무릎 관절 각도는 160~170도가 바람직하다.

처음에는 공원에나 운동장 등 차가 다니지 않는 곳에서 연습하는 것이 좋다. 그리고 운전할 때 어떤 돌발 상황에도 대처할 수 있도록 한쪽 손을 떼고도 운전할 수 있는 스킬을 익힐 필요가 있다. 그런 다음 어느 정도 자전거에 익숙해지면 공공도로로 나가 달려보자.

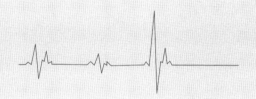

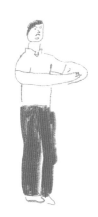

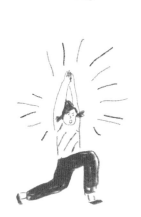

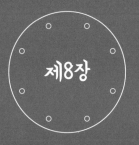

제8장

그 골프, 독이 됩니다

경기 후
체중이 느는 경우도 있다

골프는 치는 시간에 비해 열량 소비가 그다지 많지 않은 운동이다. 경기 중에 달릴 일도 없고 가만히 있는 시간이 많아 생각보다 몸을 움직이지 않는다. 카트로 이동하면 소비 열량은 더 적어진다.

골프는 사교적인 의미도 있어 음료나 식사가 가능한 경우가 다른 스포츠에 비해 많다. 이런 형태의 스포츠 시설은 골프 외에는 별로 없다. 운동과 사교활동을 함께 즐길 수 있어 효율적이지만 본 경기에서 열량을 소비해도 경기 후 맥주와 치킨으로 뒷풀이를 하거나 설탕이 듬뿍 든 커피를 마시고 또 케이크 같은 단 것을 먹으면 운동 전보다 체중이 더 늘어 있는 경우도 있다.

직사광선에 노출되는 시간이 가장 많은 운동 심부전, 뇌경색을 일으키기 쉽다

골프를 치다 심근경색이나 뇌졸중으로 쓰러져 그대로 사망했다는 뉴스를 드물지 않게 접하게 된다. 이는 여름에는 탈수로 인한 열사병과, 겨울에는 혈압 상승 등과 관련이 있다.

골프 한 경기를 치루는 데는 보통 4~5시간 정도 소요 된다. 여름철 땡볕에 이 정도 장시간 노출되면 땀을 많이 흘려 체내 수분이 부족해진다. 수시로 수분을 보충하는 것이 좋고, 특히 여름철에는 1시간만에도 탈수 상태로 열사병에 걸리는 경우가 있으니 주의해야 한다. 탈수 상태에 빠지면 혈액의 흐름이 나빠져 심근경색이나 심부전, 뇌경색 등을 일으킬 위험성이 높아진다.

골프 치기 전날, 또는 몇 일 전부터 수분을 제대로 섭취하지 않으면 위험할 수 있다. 골프 약속이 있을 때는 일주일 전부터 컨디션을 조절하도록 하자.

컨디션이 안 좋아도 가게 되는 것이 골프

그렇지 않은 사람도 있겠지만, 감기에 걸려 컨디션이 나빠도, 전날 술자리가 있어 잠이 부족해도 가게 되는 게 바로 골프다.

골프 특성 상 당일에 취소하기 어려운 분위기가 있다. 여러 명이 그룹으로 즐기는 종목이기 때문에 꽤 일찌감치 계획을 세우고 당일 아침에 누가 누구를 태우고 갈지 등 차편까지 꼼꼼하게 정해지기 때문이다. 보통 4명이 같이 치는데 한 명이 빠진다고 못 치는 것은 아니지만 개인적인 사정으로 못 가겠다고 말하기는 쉽지 않다.

그렇기는 해도 몸이 안 좋을 때는 역시 치지 않는 것이 좋다. 집 주변을 산책하는 등 가볍게 몸을 움직이는 것을 적극적인 휴식법이라고 하는데, 몸이 안 좋은 날은 골프를 취소하고 이렇게 쉬는 것을 추천한다.

정지된 볼을 치는 골프, 어렵지 않다

"골프는 공이 작아 잘 안 맞는다", "골프만큼 어려운 것도 없다"고 말하는 사람들도 있다. 평소 운동을 하지 않아 특별히 잘하는 종목이 없는 사람들이 골프도 어렵다고 느끼는 것이 아닐까 싶다.

실제로 해보면 쉽지는 않아도 그렇다고 그렇게 어려운 운동은 아니다. 어디로 튈지 모르는 공을 받아 쳐야 하는 테니스나 야구에 비하면, 작기는 해도 가만히 있는 공을 치는 것이기 때문에 그렇게까지 난이도가 높은 운동은 아니라는 게 내 생각이다.

물론 골프 클럽이 길어 눈과 공 사이의 거리를 가늠하기 어려운 점은 있다. 그렇기는 하지만 쳐보기도 전에 지레 어렵다고 느끼는 사람들이 많은 것 같다. 그리고 특정 장소로 이동해서(특히 원거리) 해야하는 만큼 다른 운동 자주 치지 못한다. 기껏해야 한 달에 한두 번 정도이다. 치는 횟수가 너무 적은 것도 골프가 잘 늘지 않는다고 느끼는 이유 중 하나일 수도 있다.

스트레스 해소, 뼈 강화
평소 쓰지 않는 근육 강화까지 기대할 수 있다

골프는 적당한 강도가 있고 긴 시간 진행된다. 과격한 운동은 아니지만 장시간 유산소운동을 하는 종목이다. 업다운이 있는 코스를 고르면 운동의 강도가 높아져 체력도 향상된다.

또 대부분의 골프장은 자연 속에 있어 기분 전환과 스트레스 해소에도 좋다. 적당한 유산소운동이 되기 때문에 혈압이 잘 오르지 않고 긴장을 풀어주는 효과도 있어 고령이 돼도 즐길 수 있다.

장시간 밖에서 걷나 보면 자연 속에서 일광욕을 하게 되는데, 식사를 잘 챙겨 먹고 자외선을 쏘이면 비타민D의 체내 합성이 촉진된다. 비타민D는 골 형성에 없어서는 안 되는 비타민인 데다, 골프는 장시간 몸을 움직이기 때문에 골밀도 유지에도 최적의 운동이다.

무엇보다 골프의 좋은 점은 평소 쓰지 않는 근육을 자연스럽게 쓰는 것이다. 스윙 동작은 상반신만 쓴다고 생각하기 쉽지만 실은 전신의 근육을 다 활용해야 한다. 다만, 수영처럼 좌우대칭이 되는 동작이 아니라 항상 한쪽 방향으로만 비트는 같은 동작을 반복하기 때문에 균형감 있는 운동이라고는 할 수 없다. 온몸의 근육을 쓰는 운동이긴 하지만 골프역시 매일 연습장에 가서 과하게 연습을 한다면 부상당할 수 있다.

일의 윤활유가 된다
건강 말고도 장점이 많은 골프

골프를 치면서 업무 이야기를 하면 일이 곧잘 풀리곤한다. 인간관계를 잘 풀어주는 효과도 있는 것이다.

긴 시간 코스를 돌기 때문에 이야기할 시간이 많고 자연 속에서 느긋하게 좋아하는 운동을 하니 기분도 좋아져서

일 것이다. 골프를 치는 사람들 중에는 일 때문에 치는 사람들도 많다.

　단, 아무리 일 때문이라고 해도 컨디션이 안 좋을 때 무리해서 필드에 나가면 뇌졸중이나 심근경색이 발생할 수 있어 위험하다. 이럴 때는 과감히 "오늘은 몸이 안 좋아서요"라고 거절하자. 정말로 빠지기 힘든 약속이라면 경기 며칠 전부터 컨디션 조절을 해서 갑자기 취소하는 일이 없도록 하자. 하지만 사교적인 골프에 있어서도 마찬가지로 가장 우선되어야 할 것은 본인의 건강이다.

에
필
로
그

독이 되기도 하고 약이 되기도 하는 운동 현명한 선택이 필요하다

흔히 생각하는 것과 달리 운동은 양날의 칼과 같아 장점도 있고 단점도 있다. 심근경색, 당뇨병 등의 예방적 효과가 커지는 한편 과하면 매우 위험해진다. 뇌진탕이나 두부외상으로 인한 인지기능 저하나 근력운동으로 인한 심장의 비대(심근의 비후), 혈압 상승 등의 증상이 나타날 수 있다. 조깅은 심실 확장, 부정맥, 스포츠 빈혈이 발생할 수 있고 여성의 경우는 생리가 끊기는 경우도 있다. 근육이나 힘줄의 파열 및 손상, 탈구, 골절, 손발 변형 등도 생기기 쉽다.

한편 심근경색을 앓았어도 의료처치를 잘 받으면 예전처럼 운동이 가능한 경우도 있다. 반면, 가벼운 당뇨병이나 고혈압이라도 그날의 컨디션이나 환경에 따라 심근경색이나 뇌졸중을 일으킬 수도 있다. 즉, 병명만으로는 쉽게 판단할 수 없다는 이야기이다.

본인의 나이나 건강 상태에 대한 점검 없이 막연히 몸에 좋으려니 하고 시작하는 것은 독이 되는 선택일 수 있다. 시작에 앞서 내가 얻을 것과 잃을 것 중 어느 쪽이 더 많은지

대표적인 사례들로 살펴본 운동의 손익 대조표

긍정적인 측면	부정적인 측면
우울증세 완화	번아웃증후군
새로운 뇌신경이 형성되도록 촉진한다	두부 외상 및 뇌진탕으로 의한 인지기능 저하
뇌졸중 발생률 감소	자외선으로 인한 피부 손상
혈압 강하	심장 비대화 및 심실 내 확장
심질환 위험성 저하	부정맥
암 억제	스포츠 빈혈
인슐린 효과 촉진	지방간 (은퇴 후 집중적으로 운동을 하는 경우 빈번히 발생한다)
내장지방 증가 억제	통풍, 당뇨병 (은퇴 후 집중적으로 운동을 하는 경우 빈번히 발생한다)
근육 감소 억제	근육, 힘줄 파열 및 손상
골량, 골밀도 감소 억제	생리 불순 혹은 중단
관절염으로 인한 통증 감소	무릎 통증, 요통, 탈구, 골절
낙상 위험성 저하(주로 고령자)	다리 관절통, 다리의 변형

따져보자. 하나 이상의 운동을 하고 있고 이미 주기적으로 하는 습관을 들인 사람이라면 앞의 내용들을 토대로 자신의 건강에 마이너스 요인이 되는 부분은 없는지 점검해보자.

이 책을 참고해 자신에게 맞는 운동을 찾아 안전하게 즐김으로써 심신 모두 건강하게 나이 먹어가는 '건강하고 화려한 인생'을 살 수 있다면 바랄 것이 없을 것이다.

• 극단적인 경우의 가능성을 말하는 것으로 상황 및 신체 조건, 건강 상태에 따라 개인차가 있다.

그 운동, 독이 됩니다

초판 1쇄 인쇄 | 2019년 7월 24일
초판 1쇄 발행 | 2019년 7월 30일

지은이 | 다나카 기요지
옮긴이 | 윤지나
발행인 | 윤호권

임프린트 대표 | 김경섭
책임편집 | 정은미
기획편집 | 권지숙 · 송현경 · 정상미 · 정인경
디자인 | 정정은 · 김덕오
마케팅 | 윤주환 · 어윤지 · 이강희
제작 | 정웅래 · 김영훈

발행처 | 지식너머
출판등록 | 제2013-000128호
주소 | 서울특별시 서초구 사임당로 82
전화 | 편집 (02) 3487-4750 · 영업 (02) 3471-8044

ISBN 978-89-527-3703-8 13510